Dr. med. Frédéric Saldmann

Der beste Arzt sind Sie selbst

Aus dem Französischen
von Christine Ammann

Für Marine

Die französische Originalausgabe erschien 2013 unter dem Titel
»Le meilleur médicament, c'est vous!«
bei Editions Albin Michel, Paris, Frankreich.

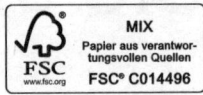

Verlagsgruppe Random House FSC® N001967
Das für dieses Buch verwendete FSC®-zertifizierte Papier
Pamo House liefert Arctic Paper Mochenwangen GmbH.

1. Auflage
Deutsche Erstausgabe Juni 2015
© 2015 Wilhelm Goldmann Verlag, München,
in der Verlagsgruppe Random House GmbH
© Editions Albin Michel – Paris 2013
Umschlaggestaltung: UNO Werbeagentur, München
Lektorat: Birgit Groll, Benediktbeuern
SSt · Herstellung: cb
Satz: EDV-Fotosatz Huber/Verlagsservice G. Pfeifer, Germering
Druck: GGP Media GmbH, Pößneck
Printed in Germany
ISBN: 978-3-442-22110-3

www.goldmann-verlag.de

Inhalt

Vorwort

»Ein Apfel am Tag, mit dem Doktor keine Plag.
Ja, wenn man gut zielen kann.«

Winston Churchill

Meine Rolle als Arzt ist nach allgemeiner Ansicht fest umrissen: Ich höre zu, untersuche, stelle eine Diagnose und verschreibe etwas. Das ist, in wenigen Worten, mein Beruf. Doch oft habe ich den Eindruck, dass ich meinen Patienten nicht das gebe, was sie wirklich brauchen. Denn verwundert stelle ich fest, dass viele regelmäßig wiederkommen – um ihr Rezept verlängern zu lassen oder weil sie ein neues Leiden haben, das dem alten ziemlich ähnlich sieht. Eigentlich müsste ich mich längst daran gewöhnt haben, immer dieselben Gesichter in meinem Wartezimmer zu sehen. Meine Patienten und ich kennen uns inzwischen gut und bilden eine feste »Dreiecksbeziehung«: der Arzt, der Patient und die Krankheit. Man tauscht Neuigkeiten aus, ist leicht besorgt, beruhigt sich wieder und beschließt, sich demnächst wieder zu sehen. Alles wie immer. Und es läuft gut. Na ja, vielleicht doch nicht? Vieles könnte besser sein, und dafür bräuchte es nicht einmal viel. Unser Gehirn und unser Körper verfügen nämlich über immense Kräfte, die wir so gut wie nie nutzen. Dabei müssten wir sie nur aktivieren, um zahlrei-

che Krankheiten nachhaltig zu heilen. Wir könnten zwei Fliegen mit einer Klappe schlagen: Statt der Symptome würden wir
die Ursachen bekämpfen, wodurch wir weniger Rückfälle hätten, und gleichzeitig würden wir Krankheiten vorbeugen, weil
wir unsere Abwehr stärken. Denn wir besitzen in uns die Medikamente, die uns heilen könnten, wenden sie jedoch nicht an.
Wir wissen nicht, dass der beste Arzt wir selber sind.

Mit dem vorliegenden Buch möchte ich Ihnen ein Rezept in
die Hand geben, das ich nie wagen würde, in meiner Praxis
auszustellen. Doch ich vertraue Ihnen eine Methode an, mit
der Sie Ihre Gesundheit nachhaltig stärken und sich selbst heilen können. Nehmen wir ein Beispiel: Millionen von Menschen
sind wegen zu hohem Cholesterinspiegel, Altersdiabetes oder
Bluthochdruck in Behandlung. Sie schlucken Tag für Tag Tabletten, um Herz- und Kreislauf-Erkrankungen zu verhindern.
Doch Pillen sind kein Allheilmittel, wie die Statistiken zeigen:
Sie können zwar das Risiko – oft genug auf Kosten von Nebenwirkungen – ein wenig senken, bekämpfen aber nicht die Ursachen. Dabei müssten wir nur ein paar Parameter ändern, und
schon bräuchten wir keine Behandlung mehr; das Problem
wäre gelöst. Denn die schlichte Wahrheit lautet: 30 Prozent weniger Kalorien bedeuten 20 Prozent mehr Leben. Wer überflüssige Pfunde bekämpft, sich besser ernährt und mehr bewegt, verändert die Dinge von Grund auf. Schon eine einzige
Zahl macht das unmissverständlich deutlich: 30 Minuten tägliche Bewegung verringern das Risiko, an Krebs, Alzheimer oder
Herz-Kreislauf-Problemen zu erkranken, um 40 Prozent.

Doch damit nicht genug: Es gibt natürliche Methoden, mit denen man vielen Krankheiten vorbeugen oder diese heilen kann. Der menschliche Organismus ist ein Präzisionswerk, das sich in einem perfekten Gleichgewicht befinden muss, wenn es tadellos funktionieren soll. Eine gesunde Ernährung spielt hierbei eine entscheidende Rolle. Dazu müssen Sie sich bloß einmal vorstellen, Sie würden in Ihren Benziner versehentlich Diesel einfüllen. So ähnlich ergeht es Ihrem Körper, wenn Sie zu viel oder zu unausgewogen essen. Und es gibt noch einen weiteren Punkt, den ich mit diesem Buch ansprechen möchte – selbst auf die Gefahr hin, eines Tages arbeitslos zu werden: Manche Krankheiten heilen von selbst, ohne Arzt und ohne Medikamente, die im Gegenteil sogar gefährlich sein können. Das gilt zum Beispiel für virale Mandelentzündungen oder Grippe. Es mag so aussehen, als ob Arzneimittel helfen, doch ohne sie wäre das Ergebnis dasselbe.

Unser Körper erneuert sich ständig: In jeder Sekunde teilen sich 20 Millionen Zellen, um schadhafte Zellen zu ersetzen. Dabei werden identische Zellen produziert, die den Platz der abgestorbenen Zellen einnehmen. Manchmal kommt es jedoch zu folgenschweren Kopierfehlern: Dann entsteht Krebs. Unser Körper sollte darum in einem Milieu arbeiten, das das Risiko von Kopierfehlern minimiert – das mit dem Alter allerdings generell steigt, weil das schwächer werdende Immunsystem nicht mehr so sorgfältig aufräumt. Als weiterer Risikofaktor wäre hier auch das Rauchen zu nennen, weil es Zellmutationen in den Lungen, im Rachen und in der Blase fördert. Ebenso stehen Stress, Schlaf- und Bewegungsmangel einer zuverlässigen Zellreparatur entgegen.

Sie haben es bestimmt gemerkt: Es kommt mir darauf an, möglichen Erkrankungen vorzubeugen, das heißt die Ursachen und nicht die Symptome zu bekämpfen. Kurzum: Wenn es um unsere Gesundheit geht, dürfen wir uns nicht wie ein Befehlsempfänger verhalten, sondern müssen Unternehmergeist beweisen. Ich möchte Ihnen auf den folgenden Seiten die Schlüsselpunkte nennen, mit denen Sie Ihre Gesundheit selber in die Hand nehmen und stärken können: Ernährung, Gewicht, Allergien, Schlaf, Verdauung, Sexualität, Stress oder Alterungsprozesse. Wenn ich mein Buch mit einem Gegenstand vergleichen sollte, würde ich sagen, es ähnelt einem Schweizer Messer: Es ist überaus vielseitig und sofort einsatzbereit. Ich würde mich freuen, wenn es dazu beitragen könnte, dass Sie in Zukunft schneller genesen, besser vor Krankheiten geschützt sind und ein gesundes, langes Leben genießen.

Kapitel 1

Kampf den überflüssigen Pfunden

»Es gibt etwas, was noch schwieriger ist als eine ärztliche Vorschrift strikt zu befolgen, das ist, es anderen nicht auch aufzwingen zu wollen.«

Marcel Proust

Die Zahlen sind alarmierend: Jeder Dritte in Frankreich leidet an Übergewicht. Weltweit sind insgesamt 1,4 Milliarden Menschen von Übergewicht oder Fettleibigkeit betroffen. Das ist jeder Fünfte. Die überflüssigen Pfunde sind aber nicht nur ein Problem für die Volksgesundheit, sondern bedeuten auch ein erhöhtes individuelles Gesundheitsrisiko. Übergewicht ist ein Einfallstor für Alltagsleiden wie Rücken- und Knieschmerzen, aber ebenso für gefährliche Leiden wie Herz-Kreislauf-Erkrankungen oder Diabetes. Doch anders als Zahnweh, das sich sofort mit höllischen Schmerzen bemerkbar macht, schädigt Übergewicht den Körper schleichend – heimlich, still und leise. Der Lebemann, der sich nichts versagt und eines Tages unerwartet und viel zu früh aus dem Leben gerissen wird, ist hierfür ein gutes Beispiel. Und die gewaltige Popularität der unzähligen mehr oder weniger seriösen Schlankheitsdiäten beweist: Abnehmen wollen viele. Doch machen wir uns nichts vor: Die meisten wiegen zwei Jahre nach einer Diät wieder genauso viel wie vorher, wenn nicht noch mehr. Als Ernährungsberater kann ich Ihnen hundertprozentig versichern: Die beste Methode gegen Übergewicht ist eine vernünftige Ernährung, bei der der Spaß am Essen nicht zu kurz kommt.

Der Body-Mass-Index

Wenn Sie wissen möchten, ob Sie an Übergewicht leiden, brauchen Sie nur Ihren BMI zu berechnen (Body-Mass-Index, auf Deutsch KMI oder Körpermasseindex): Dazu teilen Sie das Körpergewicht in Kilogramm durch die Körpergröße zum Quadrat (Größe mal Größe). Wenn das Ergebnis zwischen 18 und 25 liegt, ist man normalgewichtig. Über 25 gilt man als übergewichtig und ab 30 als fettleibig. Der aussagekräftige und international anerkannte BMI verhindert, dass man sein Übergewicht mit großen Knochen oder schwerem Knochenbau rechtfertigt.

Wirksame Appetitzügler, die trotzdem schmecken

Es ist kein Geheimnis: Wer abnehmen will, muss weniger essen. Das Problem liegt also darin, wie man seinen Appetit zügelt. Hier gibt es zwei Möglichkeiten: Sie akzeptieren, dass Sie in den ersten Diättagen mit einem Hungergefühl leben, das aber, wie Sie ja wissen, mit der Zeit geringer wird. Dies erfordert allerdings eine gewaltige Charakterstärke, weil Sie den vielen Versuchungen widerstehen müssen, die sich Ihnen bieten. Oder aber Sie trainieren sich bestimmte Verhaltensweisen an, mit denen Sie besser durchhalten und sich langsam daran gewöhnen, täglich weniger Kalorien zu sich zu nehmen. Ich möchte Ihnen im Folgenden einige »Appetitzügler« vorschlagen, mit deren Hilfe sich der Erfolg schon bald einstellen wird.

Dunkle Schokolade mit 100 Prozent Kakao

Wenn Sie öfter unter plötzlichem Heißhunger leiden, gegen den Sie einfach machtlos sind, dann sollten Sie das nächste Mal Folgendes probieren. Es ist ganz leicht: Sobald Sie wieder Heißhunger auf etwas Fettiges, Süßes oder Salziges verspüren – mit dem Sie innerhalb von fünf Minuten garantiert ein Kilo zunehmen –, brechen Sie sich einfach zwei bis vier Stückchen dunkle 100-Prozent-Schokolade ab und genehmigen sich diese. Sie werden die Wirkung umgehend spüren: Ihr Heißhunger kommt auf der Stelle zum Erliegen, ohne dass sich die geringsten Frustrations- oder Leidensgefühle einstellen.

Aktuelle wissenschaftliche Studien belegen die Wirkung von dunkler Schokolade. Sie ist, anders als man meinen könnte, nicht psychischer, sondern physischer Natur. Wissenschaftler aus den Niederlanden ließen Versuchsteilnehmer 30 Gramm dunkle Schokolade essen und stellten fest, dass deren Appetit dadurch signifikant zurückging. Vor allem aber maßen sie im Blut der Probanden bestimmte Hormone wie Ghrelin. Ghrelin ist für seine appetitanregende Wirkung bekannt. Wenn man hungrig ist, steigt der Ghrelin-Spiegel vor einer Mahlzeit an und sinkt anschließend wieder. Die niederländischen Wissenschaftler konnten beweisen, dass die Aufnahme von 30 Gramm dunkler Schokolade zu einem starken Absinken des Ghre-lin-Spiegels im Blut führt und das Hungergefühl verschwindet.

Aber dies ist nicht die einzige positive Wirkung, die sich für dunkle Schokolade nachweisen lässt. Eine Studie von Béatrice Golomb aus den Vereinigten Staaten (Golomb et al., 2012) zeigt, dass Menschen, die regelmäßig dunkle Schokolade ver-zehren, entgegen jeglicher Erwartung schlanker sind als die, die keine dunkle Schokolade essen. Es ist paradox: Obwohl dunkle Schokolade mit 100 Prozent Kakaoanteil 540 Kalorien enthält, führt ihre appetitzügelnde Wirkung zu einem geringe-ren Körpergewicht. Die Wissenschaftler stellten fest, dass der BMI derjenigen, die regelmäßig dunkle Schokolade aßen, niedriger war als derjenigen, die keine aßen. An dem Versuch nahmen ungefähr 1000 Männer und Frauen teil. Das Durch-schnittsalter betrug 57 Jahre. Ihre optimale Wirkung entfaltete dunkle Schokolade, wenn sie täglich in einer Menge von etwa 30 Gramm zu sich genommen wurde, nicht aber beim wö-chentlichen oder monatlichen Verzehr einer entsprechend größeren Menge. Die Wissenschaftler konnten das Phänomen zwar nachweisen, aber die daran beteiligten physiologischen Phänomene bislang nicht genauer erklären. Möglich wäre etwa, dass die Schokolade zum Stressabbau beiträgt, was wiede-rum den Esstrieb verringert. Zudem enthält Schokolade be-kanntlich Polyphenole, organische Moleküle mit antioxidati-ver Wirkung. Eine deutsche Studie kam zu dem Ergebnis, dass der regelmäßige Verzehr von zwei Stückchen dunkler Schoko-lade pro Tag den Blutdruck senkt: Der erste Wert (der systolische Druck) kann dadurch um bis zu drei Punkte und der zweite Wert (der diastolische Druck) um bis zu zwei Punkte gesenkt werden. Dunkle Schokolade fördert demnach die Elastizität unserer Blutgefäße und lässt das Blut besser fließen.

Hier könnte übrigens auch noch eine weitere Erklärung für das sogenannte *französische Paradox* liegen, dafür also, dass Franzosen trotz höheren Alkoholkonsums nur halb so oft einen Herzinfarkt erleiden wie Amerikaner. Der Grund dafür könnte nicht nur im Rotwein zu suchen sein, den die Franzosen zu jeder Mahlzeit trinken, sondern auch in der dunklen Schokolade. Nirgendwo sonst auf der Welt wird so viel dunkle Schokolade gegessen wie in Frankreich: nämlich sechs Mal so viel wie in anderen Ländern.

Dunkle Schokolade finden Sie heute in fast jedem Supermarkt, doch Achtung: Kompromisse sind hier nicht erlaubt. Ich habe bewusst gesagt, Schokolade mit 100 Prozent und nicht mit 85 oder 90 Prozent Kakao, denn die Wirkung wäre nicht dieselbe. Sie können sie bequem mit ins Büro nehmen, zu Hause lagern oder in der Umhängetasche und dem Handtäschchen bei sich tragen. Und wenn Sie wieder einmal Heißhunger verspüren, brechen Sie sich einfach ein paar Stückchen ab ... aber natürlich in Maßen.

Safran und seine geheimnisvollen Kräfte

Safran, ein Gewürz, wurde ursprünglich aus einer Pflanze gewonnen: dem *Crocus sativus*. Schon alte Sagen berichten von seiner appetitzügelnden Wirkung. Und manchmal versteckt sich in einer Sage auch ein Körnchen Wahrheit. Genau das konnte ein französisches Forscherteam kürzlich nachweisen. Safran wirkt offensichtlich dem *Snacking* entgegen und führt zu einem signifikant stärkeren Sättigungsgefühl. *Snacking* – also Naschlust – ist ein unkontrolliertes Essverhalten, das Übergewicht und Fettleibigkeit fördert. An der zweimonatigen Studie nahmen 60 Frauen teil, die in zwei Gruppen unterteilt wurden. Die eine Gruppe erhielt als Nahrungsergänzungsmittel Safran, die andere ein Placebo. Die tägliche Safranmenge, die in Kapselform genommen wurde, betrug 176,5 Milligramm. Wie die Ergebnisse belegen, konnte das mit der Safraneinnahme einhergehende Sättigungsgefühl den Faktor der Gewichtszunahme verringern. Safran können Sie beinah zu allen gängigen Nahrungsmitteln verwenden: zu Nudeln, Reis, Gemüse, Fleisch oder Fisch. Safran beeinträchtigt den Geschmack der Speisen nicht, sondern unterstreicht ihn im Gegenteil sogar. Noch dazu verleiht er Ihren Gerichten eine wunderschöne Färbung.

Reichlich Wasser

Ich empfehle Ihnen außerdem, zu allen Mahlzeiten reichlich Wasser zu trinken – auch wenn Sie heute manchmal Gegenteiliges hören. Eine ausreichende Flüssigkeitszufuhr wirkt Müdigkeit entgegen, und gerade bei den Mahlzeiten denkt man automatisch ans Trinken. Wasser kann außerdem das Hungerge-

fühl regulieren. Vor jeder Einladung sollten Sie darum unbedingt zwei große Gläser Wasser trinken. Das verhindert, dass
Sie Ihren Durst mit alkoholischen Getränken löschen oder sich
auf süße Köstlichkeiten stürzen. Wenn Sie Ihre Mahlzeit mit
einem großen Glas Wasser beginnen, haben Sie Ihren Appetit
besser unter Kontrolle. Im Übrigen empfiehlt jeder Knigge,
beim Eindecken unbedingt daran zu denken, für jeden Gast
ein gut gefülltes Wasserglas auf den Tisch zu stellen.

Die Uhr: Ein natürlicher »Aufpasser«

Es gibt verschiedene Möglichkeiten, eine Mahlzeit zu beenden:
Sie können aufhören zu essen, wenn Sie das Gefühl haben, im
nächsten Moment zu platzen – was, wie Sie mir zustimmen werden, kein sehr angenehmes Gefühl ist. Oder aber Sie gewöhnen sich an, während der Mahlzeit – ehe Sie nachnehmen oder
zwischen den Gängen – eine fünfminütige Pause einzulegen.
Dann nämlich werden Sie merken, dass sich wie von allein ein
Sättigungsgefühl einstellt. Schon fünf Minuten reichen, damit
das Sättigungszentrum im Gehirn angeregt wird und in Aktion
tritt. Wenn Sie die Essenspausen regelmäßig einlegen, werden
Sie schon nach einem Monat feststellen, dass Ihr verkümmer-
tes Sättigungszentrum zu neuem Leben erwacht und seine Rolle als Appetitregler ausgezeichnet erfüllt. Viele Restaurantbe-
sitzer arbeiten häufig unwissentlich mit diesem »Trick«. Sie
nehmen die Dessertbestellungen vor Beginn der Mahlzeit entgegen, angeblich, weil die Zubereitung der Desserts etwas län-

ger dauere oder die Desserts später ausverkauft seien. Sie tun recht daran, wie Sie wahrscheinlich schon am eigenen Leib erfahren haben: Denn wenn Ihr Dessert nach der Hauptmahlzeit zu lange auf sich warten lässt, haben Sie schließlich keinen Hunger mehr und würden es am liebsten wieder abbestellen.

Hühnereiweiß: Ein hochwirksames Mittel gegen Heißhunger

Eiweiß – oder Protein –, das pflanzlicher oder tierischer Herkunft sein kann, bildet den Grundbestandteil unserer Körperzellen. Es liefert unserem Körper den Stickstoff, den er zum Arbeiten braucht. Eiweißmoleküle sind für unseren Organismus also lebenswichtig. Wir finden Eiweiß überall in unserer täglichen Nahrung: in Fleisch, Fisch, Eiern, Milchprodukten, stärkehaltigen Lebensmitteln oder Getreide. Es bietet einen doppelten Vorteil: Es hat wenig Kalorien und einen hohen Nährwert. Das erklärt auch, warum es bei bestimmten Diäten so beliebt ist.

Unumstrittener Star unter den eiweißhaltigen Appetitzüglern ist zweifellos das Hühnereiweiß. Trotz seiner nur 44 Kalorien pro 100 Gramm sättigt es ausgezeichnet. Es enthält kein Fett, null Cholesterin, und man kann es in vielerlei Form zu sich nehmen: hartgekocht (ohne das Eigelb), als Eiweiß-Omelette oder Ei-Schnee mit frischen Kräutern oder Tomaten. Hühnereiweiß lässt ein Sättigungsgefühl entstehen, das über Stunden anhält, und schützt somit wirkungsvoll vor ungezügelter Naschlust und Heißhunger. Zwei hartgekochte Eiweiße, vor einem Cocktail-Empfang verzehrt, bewahren Sie davor, sich auf Kalorienbomben wie Chips und Erdnüsse zu stürzen. Wie aktuelle Forschungsergebnisse zeigen, hält das Sättigungsgefühl, bei derselben Kalorienzufuhr, nach einer eiweißreichen Mahlzeit wesentlich länger an als nach einer zucker- oder fettreichen Mahlzeit. Durch die Proteinaufnahme sendet der Körper eine appetitzügelnde Botschaft an das Appetitregulierungszentrum.

Eiweißreiche Nahrungsmittel

- Weißes und rotes Fleisch
- Eier
- Fisch
- Nüsse und Hülsenfrüchte (Mandeln, Walnüsse, Erbsen, dicke Bohnen)
- Milchprodukte (Joghurt, Käse)

Das Geheimnis von Chilischoten und Pfefferkörnern

Chilischoten

So mancher hat wohl schon eine Chilischote heruntergeschluckt, die ein Witzbold im Essen versteckt hat. Die Folgen – kaum stillbarer Durst und massive Hitze- und Schweißausbrüche – lassen meistens nicht lange auf sich warten. Das auffällige Phänomen hat amerikanische Forscher zu der Frage veranlasst, ob nicht ein Zusammenhang zwischen dem Genuss von Chilischoten und dem Körpergewicht besteht. Kurzum – ob Chili die Fettverbrennung erhöht. Nachdem die Neugier der Forscher einmal geweckt war, testeten sie die Wirkung von Chilischoten an einer Gruppe Freiwilliger. Sie gingen dabei von der Hypothese aus, dass Chilischoten den Energieverbrauch anregen und den Stoffwechsel ankurbeln. Ihre Studie belegt, dass der Genuss von Chilischoten nicht nur die Wärmeerzeugung (Temperatur), sondern ebenso die Fettverbrennung erhöht. Eine weitere Studie aus Baton Rouge in den USA konnte den Verbrennungseffekt einer Chilischote genau messen: Mit 50 Kalorien pro Tag fällt er eher bescheiden aus.

Pfeffer und Salz: Brems- und Gaspedal

Salz ist in unseren Nahrungsmitteln meist in versteckter Form enthalten. Im Übermaß genossen kann es allerdings die Gesundheit bedrohen. Die meisten Wissenschaftler warnen denn auch eindringlich davor: Der Zusammenhang zwischen Salz und Bluthochdruck, Herz-Kreislauf-Erkrankungen, der erhöhten Wahrscheinlichkeit, an Magenkrebs und Osteoporose zu erkranken, konnte inzwischen klar belegt werden. Neuere Studien weisen zudem auf einen möglichen Zusammenhang mit Autoimmunkrankheiten wie der multiplen Sklerose hin. Salz greift den Organismus praktisch von allen Seiten an. Hinzu kommt, dass Salz den Appetit anregt. Unser Knabbergebäck – die beliebten Salzstangen oder Erdnüsse – ist darum gesalzen.

Salz ist kein guter Verbündeter, wenn man sein Gewicht im Griff haben will.

Doch woher wissen wir, wann unsere tägliche Salzzufuhr zu hoch ist? Das ist schließlich nicht leicht zu erkennen. Niemand kann nachwiegen, wie viel Salz er täglich zu sich nimmt. Und den Salzgehalt einer Scheibe Schinken oder eines Mittagessens mit dem Taschenrechner zu bestimmen dürfte wenig praktikabel sein. Wer seinen Salzverbrauch über 24 Stunden berechnen will, hat eine harte Nuss zu knacken. Aber es gibt eine Lösung: den gesunden Menschenverstand. Ich empfehle Ihnen, einfach keinen Salzstreuer auf den Tisch zu stellen, und vor allem, Ihr Essen nicht zu salzen, ehe Sie gekostet haben. Auch salzlos zu kochen kann eine gute Idee sein. Oder bestellen Sie im Restaurant einmal ein Gericht ohne Salz. Dann wissen Sie auch gleich, ob die Gerichte frisch zubereitet werden. Wenn Sie anfangen, salzärmer zu essen, wird Ihnen Ihre Mahlzeit zunächst fad und geschmacklos vorkommen. Das Gefühl hält ungefähr zwei Wochen an, und Ihr Appetit wird in dieser Zeit beträchtlich abnehmen. Nach und nach verändert sich dann im Gehirn die Schwelle, ab der Sie etwas als salzig empfinden. Zur Verdeutlichung: Das ist in etwa so, als ob Sie Ihren Kaffee gewöhnlich ungezuckert trinken und jemand eines schönen Tages einen Zuckerwürfel in Ihre Tasse gibt. Der Kaffee kommt Ihnen dann sicherlich unerträglich süß und ungenießbar vor. Und so wird sich der Geschmack aller Nahrungsmittel für Sie verändern. Das Stückchen Schokolade, das zum Kaffee gereicht wird, werden Sie nur noch essen können, wenn es keine Vollmilch-, sondern Zartbitterschokolade ist. Sie haben sich verändert. Ihr Geschmackssinn ist nicht mehr derselbe. Sie machen keine Schlankheitsdiät mehr, aber Ihnen schmecken nun einfach andere Dinge. Mit dem Salz funktioniert das genauso. Wenn Sie sich angewöhnen, salzärmer oder sogar salzlos zu essen, werden Sie stark gesalzene Gerichte plötzlich ungenießbar finden. Und schon haben Sie das Spiel gewonnen: Sie schonen Ihre Blutgefäße, und Ihr Risiko, an Magenkrebs zu erkranken, sinkt erheblich. Und dann wäre da noch als Sahnehäubchen oben drauf: Sie haben Ihr Hungergefühl besser im Griff.

Tatsache ist, dass wir dazu neigen, zu stark zu salzen. Darum sollten wir uns angewöhnen, so wenig Salz wie möglich zu nehmen. Ein guter Schritt auf dem Weg dorthin ist, Salz durch Pfeffer zu ersetzen. Pfeffer gibt es in verschiedenen Färbungen: Als gemahlener Pfeffer ist er grau, sonst grün, schwarz oder weiß. Die Farbe entspricht normalerweise dem Reifegrad der Pfefferkörner. Roten Pfeffer habe ich bewusst nicht genannt. Man sollte ihn nur in Maßen genießen, weil er zu toxikologischen Problemen (Giftefeu) führen kann: zu Kopfschmerzen, Atemproblemen, Durchfall oder Hämorrhoiden. Wenn Sie auf roten Pfeffer nicht verzichten wollen, dürfen Sie immer nur wenige Körner zu einer Mahlzeit essen.

Hierbei sollte man auch wissen, dass der im Handel erhältliche Pfeffer häufig bestrahlt ist. Denn in den Herstellerländern trocknet der Pfeffer meistens an der Sonne, sodass sich zahlreiche Mikroben entwickeln können. Im Pfeffer finden sich daher häufig millionenfach Bakterien und manchmal sogar Salmonellen. Doch keine Panik: Durch die Bestrahlung wird das Produkt sterilisiert, sodass Sie es beruhigt verzehren können. Die Bestrahlung tötet sämtliche Bakterien ab und birgt kein Gesundheitsrisiko.

Pfeffer ist ein guter Verbündeter, wenn Sie abnehmen möchten. Denn er bringt viele positive Eigenschaften mit. Er sorgt für ein vermindertes Hungergefühl und eine bessere Verdauung, weil er Blähungen entgegenwirkt. Und tagtäglich werden an ihm neue Eigenschaften entdeckt. Pfeffer fördert demnach die Fettverbrennung und verhindert die Fettbildung (den Aufbau von Fettreserven). Neuere Studien haben seine erstaunlichen Fähigkeiten näher untersucht: Koreanische Forscher konnten belegen, dass Pfeffer Fettsucht bei Mäusen verringert. Andere Studien zeigen, dass er sich positiv auf den Cholesterinspiegel auswirkt. Ein kanadisches Forscherteam, das die Wirkung von Pfeffer bei Frauen untersuchte, die besonders fette und zuckerhaltige Speisen zu sich nahmen, kam zu dem Ergebnis, dass die Zugabe von Pfeffer den Energieverbrauch erhöht und mit steigender Körpertemperatur mehr Kalorien verbrannt werden. Dasselbe konnten japanische Forscher für Männer zeigen: Pfeffer lässt den Energieverbrauch ansteigen.

Desserts, die schlank machen

Ein israelisches Forscherteam hat kürzlich mit einem Tabu gebrochen und belegt, dass ein Dessert zum Frühstück beim Abnehmen helfen kann. Das Team wies nach, dass übergewichtige Probanden, die zu einem guten Frühstück zusätzlich ein

Dessert aßen, wesentlich bessere Diäterfolge erzielten als solche, denen kein Dessert erlaubt war. Die Gruppe ohne Dessert wurde also gleich doppelt bestraft, weil ihre Schlankheitsdiät weniger gut funktionierte. Die Probanden mit Dessert entwickelten im Laufe des Tages weniger Heißhunger und Gelüste auf zuckerhaltige Produkte. Die Forscher lieferten auch eine Erklärung dafür. Das morgendliche Dessert führt demnach zu einer geringeren Produktion des Hormons Ghrelin, das für das Hungergefühl verantwortlich ist. Die Teilnehmer der Studie, die ihren Tag mit dem »Allerverbotensten«, einem Dessert, beginnen ließen, hakten also die süße Seite schon mal ab. Nach Meinung der renommierten Forscher, die mit 193 übergewichtigen Personen arbeiteten, reguliert ein Dessert am Morgen das Hungergefühl, das sich im Laufe des Tages einstellen wird.

Wer auf seine Linie achten will, sollte allerdings darauf verzichten, nun zu jeder Mahlzeit ein Dessert zu nehmen. Wenn alle anderen am Tisch ein Dessert löffeln oder das Restaurant, in dem Sie gerade sitzen, eine traumhafte Auswahl bietet, kann das schwerfallen. Ich empfehle Ihnen deshalb, an Stelle des Desserts einen grünen Tee zu bestellen. Dann müssen Sie nicht ganz ohne etwas dasitzen und neidisch auf den Teller ihrer Tischnachbarn blicken. Und noch etwas kommt hinzu: Wie ein schwedisches Team gezeigt hat, hält das Sättigungsgefühl nach einer Mahlzeit auf diese Weise zwei Stunden länger an.

Die Lust am Abnehmen

Misstrauen Sie Fertig-Schlankheitsmenüs

Seien wir ehrlich: Der Kauf eines Schlankheitsmenüs unter Vakuumfolie oder aus der Tiefkühltruhe ist häufig eine traurige Angelegenheit. Da können die Fotos auf der Packung noch so verlockend und die angegebenen Kalorien noch so beruhigend sein, die Enttäuschung kommt unweigerlich, wenn das Essen auf dem Teller liegt. Man fühlt sich geradezu bestraft: Das kümmerliche Gericht wirkt einfach mitleiderregend. Das Motto »Friss die Hälfte« funktioniert nicht besonders gut. Wer als Mahlzeit nur eine lächerliche Portion essen darf, entwickelt im Laufe des Tages unkontrollierbaren Heißhunger. An einer englischen Schule hat ein kleines Mädchen einen Blog geführt, der großes Aufsehen erregte: Sie fotografierte dazu lediglich die Mahlzeiten, die man ihr in der Schulmensa vorsetzte, und berechnete, aus wie vielen Bissen sie bestanden.

Ich habe verschiedene fertige Schlankheitsmenüs getestet. Im Durchschnitt war der Teller nach drei bis vier Bissen leer. Und wenn es dann auch noch gut zubereitet und schmackhaft war, war die Enttäuschung umso größer. Sie bekommen gerade so viel, dass Sie einen riesigen, unkontrollierbaren Appetit entwickeln.

Ein Sättigungsgefühl kann sich nur einstellen, wenn bestimmte physiologische und psychologische Faktoren Berücksichtigung finden: Psychologisch gesehen fühlt man sich um so satter, je größere Mengen man isst, und auch physiologisch betrachtet stellt sich ein angenehmes Sättigungsgefühl dann ein, wenn die druckempfindlichen Mechanorezeptoren der Magenwand stimuliert werden. Glücklicherweise sind manche Nahrungsmittel voluminös, obwohl sie nur wenige Kalorien enthalten: Champignons etwa (14 Kalorien pro 100 Gramm), Tomaten (21 Kalorien pro 100 Gramm) oder selbst Dampfkartoffeln – mit nur 85 Kalorien pro 100 Gramm. Ein gemischter Salat daraus, in einer großen Schüssel angerichtet und mit frischen Kräutern und einem Spritzer Balsamico-Essig garniert, enthält nur wenige Kalorien und hinterlässt trotzdem ein angenehmes Sättigungsgefühl.

Genießen Sie den Moment

Wenn Sie morgens Ihren ersten Kaffee trinken, denken Sie wahrscheinlich schon daran, was Sie heute noch alles erledigen müssen. Sie haben die Zukunft im Kopf und blenden die Gegenwart völlig aus. Vermutlich nehmen Sie noch nicht einmal wahr, was Sie gerade trinken. Dabei sollten Sie in diesem Moment die Augen schließen, sich ganz auf den Geschmack des Kaffees konzentrieren, auf seine angenehme Temperatur und den Duft, der aus Ihrer Tasse aufsteigt. Und wenn Ihnen das nicht ganz gelingt, können Sie es beim nächsten Mal verbessern und noch angenehmer für sich gestalten. Ein paar Anregungen? Nehmen Sie einmal eine andere Kaffeemarke, versuchen Sie, die raffinierten Geschmacksnoten verschiedener Kaffeesorten herauszuschmecken; wählen Sie ein gutes Mineralwasser, verändern Sie die Wassertemperatur, entscheiden Sie sich für die optimale Zubereitungsart, oder nehmen Sie eine Tasse mit zartem Porzellanrand. Lernen Sie, sich Ihre eigene Welt voller Genuss und Freude zu erschaffen – die nur Ihnen gehört. So werden Sie neue raffinierte, köstliche Empfindungen entdecken, die Sie kaum etwas kosten – doch die man zu schätzen wissen sollte. Wenn man sich völlig auf das konzentriert, was man im Moment tut, ist man ganz bei sich und öffnet sich dem Genuss. Das gilt nicht nur für die Tasse Kaffee am Morgen, sondern für vieles im Leben. Es geht darum, den Moment zu leben, sich an Kleinigkeiten zu erfreuen und sein Wohlbefinden so zu steigern. Das ist im Übrigen auch eine ausgezeichnete Methode, um mühelos abzunehmen. Wenn Sie Ihre Mahlzeiten nämlich herunterschlingen und dabei an etwas anderes denken, laufen Sie Gefahr, zu viel zu essen. Wenn Sie aber bei jedem Bissen genau wissen, warum Sie den nächsten Happen genießen möchten, wird Ihre Gewichtskurve schon bald nach unten weisen. Denn was könnte es Traurigeres – und Ungesünderes – geben, als an Kalorien und Kilogramm zuzulegen, weil man etwas gegessen hat, was die ganze Mühe nicht einmal wert ist?

Kapitel 2

Bringen Sie sich in Schwung

»Die Menschen sind in drei Kategorien unterteilt:
Diejenigen, die sich nicht bewegen können,
die sich bewegen können und diejenigen,
die sich bewegen.«

Benjamin Franklin

Nachdem Sie nun einige Vorurteile hinsichtlich der Ernährung über Bord geworfen haben, geht es in diesem Kapitel darum, das Gewicht im Griff zu behalten, damit der Körper in Schwung kommt und neue Kräfte tankt. Das ist nicht immer leicht, wie wir wissen, da wir heute ein oft stressbelastetes Leben führen und zu viel sitzen. Doch es gibt eine Geheimwaffe: Bewegung! Körperliche Betätigung ist nämlich genauso wichtig wie das tägliche Zähneputzen. Regelmäßige Bewegung erhöht die Lebenserwartung im Vergleich mit Menschen, die sich zu wenig bewegen, um 38 Prozent, und was die Gefahr betrifft, an bestimmten Krankheiten – wie etwa den Herz-Kreislauf-Erkrankungen – zu sterben, wirkt sie sich sogar noch positiver aus. Bewegung hilft außerdem gegen Fettleibigkeit und Alterungsprozesse. Und ergänzend können die ganz Mutigen unter uns noch zu einer anderen, verblüffenden Methode greifen, um Ihr Gewicht zu kontrollieren und Ihren Organismus zu verjüngen: zum periodischen Fasten – unter ärztlicher Aufsicht natürlich.

Bewegung tut gut

Gefährlicher Bewegungsmangel

Es ist eine einfache Tatsache: Wir nehmen tagtäglich zu viele Kalorien zu uns, und der Bewegungsmangel macht die Sache nicht besser. In den Industrieländern liegt die tägliche Kalorienzufuhr bei durchschnittlich 2500 (Männer) beziehungsweise 2200 Kalorien (Frauen). Auf der japanischen Insel Okinawa, wo überdurchschnittlich viele Hundertjährige leben, nehmen die Bewohner dagegen täglich sechshundert Kalorien weniger zu sich als die übrige Bevölkerung. Wenn man bedenkt, dass täglich nur 100 Kalorien zu viel am Ende des Jahres 3 Kilo zu viel auf der Waage bedeuten, dann erschließt sich, was das wirklich bedeutet. Doch Achtung! Schlanksein bedeutet nicht unbedingt, dass man auch gesund ist. Entscheidend dafür ist nämlich die regelmäßige Bewegung. Körperliche Betätigung trägt aktiv dazu bei, dass man sein Gewicht nach einer Schlankheitsdiät auch hält, dem Jojo-Effekt also entgegenwirkt. Denn normalerweise nehmen 95 Prozent derjenigen, die eine Schlankheitsdiät machen, in den nächsten zwei Jahren wieder zu.

Doch Achtung: Was zählt, ist nicht unbedingt das, was die Waage anzeigt. Muskeln wiegen nämlich mehr als Fett. Wenn zwei Personen gleich groß sind, bringt der muskulöse Mensch mehr Kilo auf die Waage als der, der gut gepolstert ist. Es ist ein häufiger Fehler zu glauben, Sport mache schlank. Er ist ein sinnvolles Element auf dem ganzheitlichen Weg zu einer besseren

Gesundheit. Erst seit Kurzem weiß man, wie vorteilhaft Bewegung für die Gesundheit ist. Neueste wissenschaftliche Erkenntnisse zeigen uns, wie sich körperliche Betätigung konkret auf die Gesundheit auswirkt und welche Sportarten man wie häufig ausüben sollte, um eine optimale Wirkung zu erzielen.

Krankheiten vorbeugen

Regelmäßige Bewegung schützt besonders vor Herz-Kreislauf-Erkrankungen. Wissenschaftler konnten in mehreren Studien die vielfachen positiven Auswirkungen belegen. Bei physischer Anstrengung verbraucht der Körper mehr Sauerstoff, und um dem höheren Bedarf gerecht zu werden, steigert er die Herzfrequenz, sodass mehr Blut durch die Adern fließt: Es ist das Herz, das dem Körper – mittels der roten Blutkörperchen – den Sauerstoff liefert. Wenn sich die Herzfrequenz erhöht, erhält der Körper mehr Sauerstoff. Sauerstoff ist für den Körper lebensnotwendig, gleichzeitig ist er aber auch eine Art Körpergift, durch das sich die Zellen schneller abnutzen: ähnlich wie ein Auto, das zu viel Benzin verbraucht und darum weniger Kilometer fahren kann. Doch wenn man sein Herz an höhere Frequenzen gewöhnt, sinkt die Herzfrequenz im Ruhezustand. Darum schlägt das Herz von Sportlern langsamer. Es ist wissenschaftlich belegt, dass eine niedrigere Herzfrequenz gut für die Gesundheit ist. Wenn wir in dem Bild vom Auto bleiben: Stellen Sie sich einfach einen Motor vor, der wirtschaftlicher arbeitet, indem er sich langsamer dreht.

Der Blauwal: Ein Hauch von Ewigkeit

Der Blauwal ist das mit Abstand größte Tier auf unserer Erde. Und er wird alt: im Durchschnitt 80 Jahre, manchmal sogar bis zu 130 Jahre. Der Blauwal kann über 30 Meter lang und bis zu 180 Tonnen schwer werden – während die Dinosaurier nur circa 90 Tonnen wogen. Besonders interessant ist das Verhältnis zwischen seinem Körpergewicht und seiner Lebenserwartung. Wie inzwischen mehrfach belegt wurde, steigt bei Tieren die Lebenserwartung, je größer und schwerer sie sind. Umgekehrt also wie beim Menschen, dessen Chance auf ein langes Leben sinkt, wenn er übergewichtig ist. Schaut man sich die Physiologie des Wals näher an, fällt auf, dass sein Herz extrem langsam schlägt: nur acht Mal pro Minute, wenn er an der Oberfläche schwimmt, und in den Tiefen des Meeres manchmal sogar nur vier Mal pro Minute.

Wenn Ihr Herz im Ruhezustand zu schnell schlägt, ist das allerdings kein Grund zur Panik. Die durchschnittliche Herzfrequenz liegt bei ungefähr sechzig Schlägen pro Minute. Wenn Ihre Herzfrequenz zu hoch ist – die Fachsprache nennt das Tachykardie –, wird Ihr Arzt Sie untersuchen, um die Ursache zu finden. Eine Tachykardie kann viele Ursachen haben. Sie kann vorübergehend durch körperliche Anstrengung, Fieber, übermäßigen Alkoholgenuss, Stress, Dehydrierung, Drogenkonsum oder Schilddrüsenüberfunktion ausgelöst werden und ist dann nicht unmittelbar herzbedingt oder durch herzbedingte Ursachen wie Herzinsuffizienz oder Lungenembolie hervorgerufen worden. Wenn Ihr Hausarzt alle diese Ursachen ausschließen konnte und Ihre Herzfrequenz dennoch zu hoch ist, gibt es eine ausgezeichnete Methode, mit der Sie Ihren Herzschlag verlangsamen und Ihr Leben verlängern können: 30 bis 40 Minuten tägliche Bewegung wie Walken, Fahrradfahren oder Schwimmen.

Cholesterin

Cholesterin ist eine lebensnotwendige Fettsubstanz, die eine wichtige Rolle beim Aufbau der Zellmembran sowie bei der Synthese von bestimmten Hormonen (etwa der Sexualhormone) und Vitamin E spielt. Cholesterin wird hauptsächlich in der Leber gebildet (etwa zu zwei Dritteln), der übrige Bedarf muss über die Nahrung gedeckt werden.

Durch Bewegung verbrennt der Körper Zucker und Fette: Der Zuckerspiegel und der »schlechte« Cholesterinspiegel im Blut sinken. Bewegung beugt außerdem Arterienverkalkungen vor, die die Gefäße zunehmend verstopfen und zu Schlaganfällen – mit dem Risiko einer halbseitigen Lähmung –, Herzinfarkt oder Arterienentzündungen der unteren Gliedmaßen führen können. Wie man zudem festgestellt hat, kann regelmäßige Bewegung das Risiko von Altersdiabetes um 60 Prozent verringern. Und schließlich bietet die erforderliche Steigerung der Herzfrequenz einen Vorteil für das Herzorgan selbst: In der Nähe der Herzkranzgefäße, die das Herz mit Blut versorgen, bilden sich nach und nach kleinere Blutgefäße, die den Blutfluss verbessern. Es entsteht ein wahrer Parallelkreislauf, eine Art Notstromversorgung, die lebenswichtig werden kann, wenn es zu einem Verschluss der »Hauptleitungen« kommt. Ein Herz, das regelmäßig trainiert wird, ermüdet weniger, arbeitet zuverlässiger und ist besser vor Infarkten geschützt.

Wie man ferner festgestellt hat, sinkt durch körperliche Betätigung die Wahrscheinlichkeit, an bestimmten Krebsarten wie Darm-, Prostata- und Brustkrebs zu erkranken. Am überraschendsten dürfte allerdings die Beobachtung sein, dass Bewegung sich auch positiv auf die Alzheimer-Krankheit auswirkt. Es gibt bisher keine Therapie, die das gefürchtete Fortschreiten der Krankheit – die heute unaufhaltsam auf dem Vormarsch ist – stoppen könnte. Doch Sport verbessert, wie man nachweisen konnte, die Durchblutung des Gehirns, sodass es besser mit Sauerstoff versorgt wird. Die körperliche Betätigung wirkt sich dabei auf die Gedächtnisleistung ebenso positiv aus wie auf andere Gehirntätigkeiten. Bewegung begünstigt die Neubildung von Neuronen und führt so zu einem besseren Lern- und Erinnerungsvermögen. Das Fortschreiten der schrecklichen Krankheit kann dadurch signifikant verlangsamt werden.

Wie und wo treibt man am besten Sport?

Wenn man den Zusammenhang zwischen täglicher Bewegung und Gesundheit einmal erkannt hat, bleibt eigentlich nur noch, die neue Erkenntnis auch umzusetzen. Doch genau da hakt es! Wer hätte zu Neujahr nicht schon die besten Vorsätze gefasst und sich dann doch nicht daran gehalten: sich etwa ein Abo fürs Fitnessstudio gekauft, um dann nach einer Weile nicht mehr hinzugehen, oder ein Sportgerät, das bald darauf im Keller verschwunden ist. Um Ausreden sind wir nie verlegen: Ich habe keine Zeit, ja, wenn ich im Urlaub wäre, dann ... usw. Doch das Verschieben auf den Sankt-Nimmerleins-Tag schadet am Ende unserer Gesundheit. Darum ist das Einzige, was hilft: sofort mit dem Sport anzufangen. Die große Frage, die sich also stellt, ist, welcher Sport und wie oft? Wenn Sie wirklich wenig Zeit haben, empfehle ich Ihnen einfache Sportarten, die wenig kosten, wie Walken, Radfahren oder Joggen. Walken scheint zweifellos am leichtesten, doch auch hier kommt es auf das Wie an. Wenn Sie eine Wirkung erzielen wollen, müssen Sie ohne Pause 3 Kilometer in 30 Minuten zurücklegen. In den ersten 20 Minuten verbrennt der Körper Zucker, doch das ist nicht das Entscheidende – obwohl es der Gesundheit natürlich gut tut. Entscheidend sind die nächsten 10 oder 20 Minuten: Dann baut der Körper Fett ab. Allerdings werden Sie in der Stadt nur schwer walken können, weil Sie an jeder roten Ampel anhalten müssen oder die Gehwege schlicht zu belebt sind.

Diabetes

Diabetes ist eine Fehlfunktion, bei der der Körper den über die Nahrung aufgenommenen Zucker (Glukose) nicht ausreichend umwandeln und regulieren kann. Beim Essen führen wir dem Körper Zucker zu. Zucker ist unsere Hauptenergiequelle und sorgt dafür, dass unser Körper arbeiten kann. Bei einem gesunden Menschen verteilt das Insulin, das in der Bauchspeicheldrüse produziert wird, den aufgenommenen Zucker im Körper und reguliert den Blutzuckerspiegel. Der Blutzuckerspiegel liegt normalerweise bei 70 bis 110 mg/dl. Bei Diabetikern ist die Zuckerregulierung gestört, ihr Blut enthält daher zu viel Zucker (Hyperglykämie). Man unterscheidet zwei Diabetesarten: Typ 1- oder insulinabhängiger Diabetes, der bereits in der Jugend auftritt und bei dem der Körper kein Insulin produziert, und Typ 2- oder insulinunabhängiger Diabetes, auch Altersdiabetes genannt, der vor allem im Alter auftritt und bei dem zwar Insulin produziert wird, aber nicht in ausreichender Menge. Die meisten Diabetiker leiden an Typ-2-Diabetes (85 Prozent), der großteils mit Übergewicht und Bewegungsmangel einhergeht.

Wenn Sie nicht die Möglichkeit haben, Fahrrad zu fahren, zu joggen oder zu walken, reicht auch ein einfaches Hantelpaar. Damit können Sie dieselbe Wirkung erzielen. Erst kürzlich haben amerikanische Forscher die positive Auswirkung der Hantelarbeit auf unsere Gesundheit belegt: Schon wöchentliche 2,5 Stunden Armarbeit mit kleinen Hanteln – die Sie sogar im

Supermarkt finden – senken die Wahrscheinlichkeit, an Altersdiabetes (siehe Kasten links) zu erkranken, um 34 Prozent. Die Erklärung dafür ist einfach: Muskeln brauchen viel Zucker. Je besser sie entwickelt sind, umso mehr Zucker verbrennen sie.

Das Treppenwunder

Selbst wenn Sie sich gegen jede Form von Sport sträuben: So einfach können Sie sich nicht aus der Affäre ziehen. Es gibt nämlich noch eine simple Lösung, einen einfachen Sport, den jeder tagtäglich betreiben kann: Treppensteigen. Das Team um Philippe Meyer vom Genfer Universitätsspital wollte wissen, ob es unserer Gesundheit nützt, wenn wir statt des Aufzugs die Treppe nehmen (Meyer et al., 2010), und bat für eine Studie 77 Personen, 3 Monate lang 21 Stockwerke ausschließlich zu Fuß zu überwinden. Das Ergebnis übertraf die Erwartungen der Forscher bei Weitem: Die Treppe zu nehmen macht nämlich schlank. Nach 3 Monaten wogen die Teilnehmer im Durchschnitt 550 Gramm weniger, und ihr Bauchumfang hatte sich um 1,5 Zentimeter verringert. Wenn man bedenkt, dass ein Zusammenhang zwischen Taillenumfang und Herz-Kreislauf-Erkrankungen besteht, erschließt sich die ganze Tragweite der Ergebnisse. Wenn man die Treppe nimmt, dreht sich der Kalorienzähler in die richtige Richtung: 0,11 Kalorien kostet jede Stufe treppauf und 0,05 Kalorien jede Stufe treppab. Wer jeden Tag 15 Minuten lang auf- und abwärts die Treppe nimmt, verliert durchschnittlich 150 Kalorien, bei 30 Minuten also 300 Kalorien, den Brennwert eines Croissants. Und wer täglich so viel treppauf und treppab geht, dass es 21 Stockwerken entspricht, kann sein Anfangsgewicht dauerhaft um 2 Kilo verringern. Selbst die ganz Faulen profitieren noch: Wer im Aufzug nach oben fährt und nach unten über die Treppe geht, nimmt im Jahr immer noch 1 Kilo ab.

Doch damit nicht genug: Treppensteigen beugt nämlich auch Herz-Kreislauf-Erkrankungen vor. Schon 1953 konnte dies in einer wissenschaftlichen Studie belegt werden, die in der renommierten Zeitschrift *The Lancet* erschien. Die Studie, die damals kaum Beachtung fand, nahm die Fahrer und Kontrolleure der Londoner Busse in den Blick: Bekanntlich sind die roten Omnibusse zweistöckig, und während die Fahrer den ganzen Tag sitzen, müssen die Kontrolleure acht Stunden täglich treppauf und treppab gehen. Wie die Studie zeigt, leiden die Kontrolleure dank der täglichen Bewegung nur halb so oft an Herz-Kreislauf-Erkrankungen wie die Fahrer. Jerry Morris, der Initiator der Studie, nahm schon damals an, dass zwischen der steigenden Zahl von Herz-Kreislauf-Erkrankungen und unserer sitzenden Lebensweise ein direkter Zusammenhang besteht.

Weitere Studien konnten schließlich klären, warum und wie Treppensteigen die Gesundheit fördert. Es stellte sich heraus, dass Personen, die statt des Aufzugs regelmäßig die Treppe nehmen, einen signifikant niedrigeren Blutdruck haben. Beim Treppensteigen steigt der Blutdruck natürlich an, doch im Ruhezustand fällt er bei den sportlichen Treppensteigern auf ein niedrigeres Niveau. Wenn man bedenkt, dass erhöhter Blutdruck eine wahre Geißel ist, die Herzinfarkt und Schlaganfall begünstigt, wird klar, warum es so wichtig ist, den Blutdruck zu senken. In der Studie von Meyer sank der Blutdruck der Teilnehmer durch Treppensteigen um durchschnittlich 1,8 Prozent. Die regelmäßige Bewegung trug ferner dazu bei, den Cholesterinspiegel – Cholesterin macht die Blutgefäße mit der Zeit zu – um 3 Prozent zu verringern. Zudem war das Lungenvolumen nach 3 Monaten um 6 Prozent größer, sodass der Körper besser mit Sauerstoff versorgt wurde.

Tägliche körperliche Betätigung ist somit ein Muss, ich möchte sogar sagen, fast der entscheidende Punkt, der über die Gesundheit und somit das Leben eines Menschen entscheidet. Wie ich bereits in der Einleitung sagte: Schon 30 Minuten tägliche Bewegung senkt die Gefahr, beispielsweise an Herz-Kreislauf-Erkrankungen, Krebs oder Alzheimer zu erkranken, um 40 Prozent. Und dafür muss man eigentlich nichts weiter tun, als zu Hause oder im Büro die Treppen zu nehmen. Ziehen wir also Bilanz: An einem Tag 21 Stockwerke treppab und treppauf zu gehen, ist nicht allzu schwer. Wer auf Aufzüge und Rolltreppen verzichtet, wird noch dazu reich belohnt: mit mehr Fitness und Atemleistung, niedrigerem Blutdruck und dauerhaft weniger Fettpolstern und Bauchumfang. Es gibt also einiges zu gewinnen. Wer wollte da noch zögern, sofort damit anzufangen?

Fasten hält jung

Tief in unseren Zellen verbirgt sich eine erstaunliche Fähigkeit:
Unser Körper kann sich verjüngen, sich quasi selbst erneuern.
Durch eine besondere Ernährungsweise – periodisches Fasten –
können wir seine geheimen Kräfte wecken.

Eine geheime Kraft aus uralter Zeit

Alles begann vor Tausenden von Jahren, als der Mensch noch
Jäger und Sammler war und Kälte, Gefahr und Nahrungsmangel hilflos ausgeliefert war. Der menschliche Organismus musste sich anpassen und reagierte auf den Mangel mit einer biologischen Antwort: Er fastete periodisch. Unsere Vorfahren entnahmen den Fettreserven ihres Körpers die Energie, die sie für
ein gesundes Leben brauchten, und machten sich von äußeren
Umständen unabhängig. In früheren Zeiten konnte ein 70 Kilogramm schwerer und 1,70 Meter großer Mensch 40 Tage
lang fasten, weil er auf 15 Kilo Fettreserven zurückgreifen
konnte. Einige Tiere, die am Nord- oder Südpol leben, besitzen diese Fähigkeit noch heute: Pinguine können im Winter
monatelang fasten, indem sie von ihren Fettreserven zehren.

Wie ein Zeichen aus uralter Zeit, das uns an unsere geheimen
inneren Kräfte gemahnt, kennen viele Religionen noch heute
eine Fastenperiode, die an den Jahreskreislauf gebunden ist.

Die Religionen begründen die Fastenzeit auf unterschiedliche Weise. Im Christentum geht die Fastenzeit mit der Vorstel-

lung von Buße und größerer Gottesnähe einher. Das Fasten ist ein freiwilliger Verzicht auf Nahrung. Der Gläubige isst dabei manchmal nur einmal am Tag oder verzichtet auf bestimmte Nahrungsmittel wie Fleisch. Im Islam ist die Fastenzeit mit dem Gedanken an Besserung und Selbstbefragung verbunden. In der jüdischen Religion gibt es den Tag Jom Kippur, während Hindus am elften Tag eines jeden Mondkreislaufs fasten. Fasten gilt als spirituelle Praxis, in der der Gläubige Gott besonders nah ist. Die Religionen zeigen uns also, dass Fasten möglich und keineswegs problematisch ist. Kranke, Kinder und Schwangere sind allerdings in allen Religionen vom Fasten ausgenommen.

Der menschliche Körper hat sich im Lauf der Jahrhunderte perfekt an Zeiten des Nahrungsmangels angepasst. Wir sind also biologisch darauf vorbereitet. Aber wir wissen heute nicht mehr, wie man fastet. Der Überfluss ist zum Hauptfeind unserer Gesundheit geworden. Hinzu kommt, dass die körperliche Anstrengung, der wir unsere Ernährung einst hauptsächlich verdankten, durch eine sitzende Lebensweise fast auf null zusammengeschrumpft ist. Doch unsere Schutzmechanismen schlummern noch immer tief in unseren Zellen: wie ein Schatz, der uns von unseren Ahnen anvertraut wurde. Neuere Forschungen zeigen, dass diese Prozesse durch periodisches Fasten neu aktiviert werden können.

Fasten tut gut

Allerdings müssen wir zunächst einmal unterscheiden: zwischen dem unbegrenzten Fasten, das, wie ein politisch motivierter Hungerstreik, Wochen dauern kann, und dem religiösen oder periodischen Fasten. Die biologischen Mechanismen, die dadurch ausgelöst werden, sind nämlich grundverschieden.

Beim periodischen Fasten verzichtet man zu einem bestimmten Zeitpunkt für eine festgelegte Dauer freiwillig auf Nahrung. Während des Fastens darf man beliebig viel Wasser und andere kalorienlose Getränke zu sich nehmen. *In jedem Fall muss man seinen Hausarzt aufsuchen, bevor man fastet. Nur er kann feststellen, ob man sich in der geeigneten körperlichen Verfassung befindet.* Die Fastenperiode beginnt sechs Stunden nach der letzten Mahlzeit. Ab diesem Moment können die neuen biologischen Mechanismen zum Tragen kommen.

Es gibt unterschiedliche Fastenpläne. Man kann 16 oder auch 24 Stunden fasten, und das jeden zweiten Tag oder aber einen Tag pro Woche oder nur einen Tag alle zehn Tage. Erstaunlicherweise wirkt sich das periodische Fasten nicht nur positiv auf das Gewicht aus, sondern auch auf entzündliche Krankheiten wie Rheuma, auf Allergien oder Asthma. Freiwilliges Fasten über 16 bis 24 Stunden reaktiviert unser biologisches Gedächtnis: Der Körper reagiert auf den Nahrungsmangel mit Schutzmechanismen. Es ist also ein überraschend großer Unterschied, ob man einfach die Kalorienzufuhr verringert und dem Körper täglich weniger Nahrung zuführt, oder ob man periodisch fastet und vorübergehend vollkommen auf Nahrung verzichtet.

Die Zellerneuerung

Unser Körper ist eine Fabrik, in der unentwegt gearbeitet wird. Tagtäglich erneuert sich ein beträchtlicher Teil der 60.000 Milliarden Zellen, aus denen er besteht. Jede Zelle, ob rotes Blutkörperchen oder Magenzelle, wird nach einem eigenen Rhythmus ersetzt. Eine Schlüsselrolle spielt dabei die Anzahl der – mit dem Alter zunehmenden – Fehler bei der Herstellung der Zellkopie, die als Ersatz dient. Aus einer schlecht kopierten Zelle kann sich nämlich eine Krebszelle bilden, aus der dann wiederum weitere Zellen mit derselben Anomalie entstehen. Je älter man ist, desto höher ist das Risiko einer schadhaften Kopie. Gesundheitliche Risikofaktoren wirken sich darum je nach Alter unterschiedlich aus. Ein Zwanzigjähriger, der ein Jahr täglich ein Päckchen Zigaretten raucht, geht ein anderes Risiko ein als ein Siebzigjähriger, der dasselbe tut. Mit fortschreitendem Alter werden die Zellerneuerungsprozesse anfälliger.

Periodisches Fasten unter ärztlicher Aufsicht ist heute in vielen Ländern gängige Praxis, besonders in Deutschland. Deutsche Ärzteteams, die schon Jahrzehnte in diesem Bereich arbeiten, sehen im Fasten verschiedene Vorteile: Erstens führt bereits zwölfstündiges Fasten zu einem leicht erhöhten Ausstoß von Adrenalin und Noradrenalin und damit zu größerer Wachsamkeit. Man konzentriert sich besser und denkt schneller: eine für unsere Ahnen einst sehr hilfreiche Fähigkeit, wenn sie trotz Fastens jagen mussten. Zweitens verlängert periodisches Fasten nach Ansicht der deutschen Mediziner die Lebenserwartung und stärkt die Widerstandskraft gegen viele Krankheiten. Sie gehen von der These aus, dass der Körper beschädigte Zellen normalerweise einfach zerstört und durch neue ersetzt, wodurch Alterungsprozesse beschleunigt werden. Beim periodischen Fasten aber wähle der menschliche Organismus einen anderen Weg: Er repariere die Zellen, weil er so Energie sparen kann. Dadurch werde das Risiko schadhafter DNA-Kopien gesenkt, das mit zunehmendem Alter steigt. Wie die Mediziner außerdem feststellten, führt periodisches Fasten zu einem niedrigeren Blutzucker- und Insulinspiegel. Zudem verringert es die Produktion sogenannter freier Radikaler, instabiler Sauerstoffmoleküle, die sich gern an andere Zellen binden und, ähnlich wie Rost, Verschleißerscheinungen hervorrufen. Letzteres könnte aber auch nur durch die geringere Nahrungsaufnahme bedingt sein.

Das periodische Fasten, das viele Religionen kennen, zwingt uns in jedem Fall zum Nachdenken. Besonders interessant sind dabei die Arbeiten von David Berrigan aus den USA, der sich mit dem Zusammenhang zwischen periodischem Fasten und Krebshäufigkeit beschäftigt hat. Der Forscher wählte für seine Studie Mäuse mit kurzer Lebenserwartung, bei denen ein natürliches System zur Senkung der Krebshäufigkeit (Protein 53) unterdrückt war, und stellte fest, dass die Krebshäufigkeit in der Gruppe der Mäuse, die einen Tag pro Woche fasteten, um

20 Prozent niedriger lag als bei denen, die täglich zu fressen bekamen. Seine Ergebnisse belegen nicht nur, dass es durch die Aktivierung von Zellreparatursystemen zu biologischen Veränderungen kommt, sondern auch, dass wöchentliches Fasten eine signifikante Wirkung hat.

Proteus anguinus:
Der Grottenolm überlebt zehn Jahre ohne Nahrung

Der seltsame Lurch ist 20 bis 40 Zentimeter lang und wiegt 15 bis 20 Gramm. Man nennt ihn auch »Menschenfischlein«, weil seine Haut der des Menschen ähnelt. Er kann bis zu 100 Jahre alt werden. Das ist für ein Tier seiner Art zwar schon ungewöhnlich, aber noch nicht alles: Er kann nämlich in Situationen überleben, in der jedes andere Lebewesen zugrunde gehen muss. Der Überlebenskünstler kommt sage und schreibe zehn Jahre ohne Nahrung und drei Tage ohne Sauerstoff aus. Allerdings lebt er auch äußerst sparsam. Normalerweise ist er nur fünf Minuten am Tag aktiv. Zwei französische Forscherteams haben sich näher mit seinen erstaunlichen Fähigkeiten beschäftigt. Offensichtlich ist das Tierchen in der Lage, seinen Energiehaushalt perfekt zu organisieren: Es nutzt seine Energiereserven optimal und produziert kaum Abfall. In allen Zellen, ob menschlichen oder denen des seltsamen Olms, verbergen sich wahre Minikraftwerke: die Mitochondrien. Beim »Menschenfischlein« sind die Energielieferanten außergewöhnlich leistungsfähig. Sie benötigen nämlich ungewöhnlich wenig Sauerstoff, um das ATP (Adenosintriphosphat) zu liefern, das die Durchführung lebenswichtiger chemischer Prozesse im Körper ermöglicht. Und ein Vorteil bringt den nächsten mit sich: Weil sie wenig Brennstoff benötigen, fallen im Organismus auch wenig Abfallstoffe an, die die natürlichen Reinigungsfilter des Tieres verschmutzen könnten. Das Geheimnis des langlebigen Grottenolms liegt demnach in seiner Fähigkeit, maximale Energie bei nur geringer Zufuhr zu gewinnen, wodurch wenig Abfallstoffe entstehen, die die Zellen vorschnell altern lassen. Seine Meisterschaft im Bereich Ökologie und nachhaltige Entwicklung könnte für uns also von gesellschaftlichem und wissenschaftlichem Interesse sein.

Fasten in der Praxis

Dauer und Art des Fastens können, abhängig von der Person, sehr unterschiedlich sein. Menschen, die an Unterzuckerung leiden, dürfen gar nicht fasten, weil es sonst zu Unwohlsein, Leeregefühlen im Kopf, Schweißausbrüchen oder Müdigkeit kommen kann. Wer an solchen Problemen leidet, weiß nur zu gut, dass er nicht lange ohne Mahlzeiten auskommt. Und jeder, der periodisch fasten will, muss zunächst seinen Hausarzt aufsuchen. Er muss dazu grünes Licht geben.

Beim periodischen Fasten verzichtet man normalerweise zwischen 16 und 24 Stunden auf Nahrung. In der Praxis heißt das, dass man beispielsweise nur eine Mahlzeit am Tag zu sich nimmt. Es versteht sich von selbst, dass man dabei reichlich

Wasser oder andere kalorienlose Getränke trinkt. Manche Menschen halten es problemlos 24, andere nur 16 Stunden oder noch kürzer ohne Nahrung aus. Hier muss jeder seinen Rhythmus finden. Manche essen nur eine Mahlzeit am Tag, brauchen aber etwas Obst am Morgen, während andere, ohne mit der Wimper zu zucken, damit auskommen, nur mittags ein schnelles Sandwich zu sich zu nehmen. Anders als man meinen könnte, lässt sich ein Fastentag leichter durchstehen, wenn man stark beschäftigt ist, als wenn man viel Zeit hat und dann um den Kühlschrank kreist. Auf eines müssen Sie allerdings achten: Ihre erste Mahlzeit nach dem Fasten sollte nicht in ein kalorienreiches Schlemmermahl ausufern. Sie können das auf einfache Weise verhindern: Planen und organisieren Sie Ihre erste Mahlzeit nach dem Fasten schon im Voraus, und nehmen Sie sie dann wie geplant zu sich, ohne ein Jota daran zu ändern.

Manche Erzählungen von Leuten, die periodisch fasten, haben mich sehr überrascht. Viele spüren offensichtlich gar keinen Hunger. Sie merken plötzlich, dass sie sich Tag für Tag geradezu mechanisch an den Tisch gesetzt haben, ohne wirklich Hunger zu haben. Ein echtes Hungergefühl stellt sich bei ihnen erst sehr viel später ein. Viele meiner Patienten haben das Fasten als wohltuend empfunden: Sie hatten den Eindruck, nicht mehr so müde zu sein, schneller denken zu können, mehr Energie, eine bessere Haut, weniger Kopfschmerzen und mehr Schwung zu haben. Lauter positive Empfindungen also, die mit größerem Wohlbefinden einhergehen.

Der Körper kann sich durch periodisches Fasten regenerieren und Zellreparaturmechanismen reaktivieren, die bisher

verschüttet waren. Auf diese Weise lassen sich auch Alterungsprozesse hinauszögern: Man lebt also länger bei besserer Gesundheit. Ich empfehle Ihnen – sofern Ihr Arzt Ihnen grünes
Licht gegeben hat –, das periodische Fasten einfach einmal
auszuprobieren und selber zu sehen, wie es wirkt.

Kapitel 3

So schlafen Sie besser

»Wer schnarcht, schläft einfach lauter.«
Jules Renard

Schlaf ist die Grundlage unserer Gesundheit. Im Schlaf regeneriert sich unser Körper, während unsere Träume helfen, seelische Spannungen abzubauen und sich von unbewussten Gedankengängen zu lösen. Wie viel Schlaf man täglich braucht, kann bei jedem unterschiedlich sein, im Allgemeinen leidet man aber unter Schlafmangel, wenn man weniger als sieben Stunden schläft. In Frankreich schläft man durchschnittlich siebeneinhalb Stunden. Allerdings ist der Schlaf weniger erholsam, wenn man im Laufe der Nacht wiederholt aufwacht. In Frankreich ist der Verbrauch an Schlafmitteln hoch, und jeder dritte Franzose sagt, dass er nicht ausreichend schläft. Doch wer schlecht schläft, leidet nicht nur unter Konzentrationsmangel und dem unangenehmen Gefühl, nicht wirklich präsent zu sein, sondern ist auch anfälliger für psychische und physische Erkrankungen wie Burnout, Depressionen, Herz-Kreislauf-Erkrankungen, Typ-2-Diabetes oder Fettleibigkeit.

So schläft man besser ein

Einige Grundregeln

Der Schlaf ist für die Regeneration unseres Gehirns von grundlegender Bedeutung. Und um gut zu schlafen, muss man sich eigentlich nur an ein paar naheliegende Regeln halten:

- Sie nehmen abends selbstverständlich keine reichliche Mahlzeit mehr zu sich und machen direkt vor dem Schlafengehen keine gymnastischen Übungen.
- Ich empfehle Ihnen, möglichst früh zu Abend zu essen, damit der Verdauungsprozess schon fortgeschritten ist, wenn Sie schlafen gehen. Vermutlich haben Sie selbst schon bemerkt, dass Sie nach einem späten Abendessen, womöglich noch mit reichlich Alkohol, schlecht schlafen.
- In Ihrem Schlafzimmer sollte es ruhig sein, es sollte gut gelüftet und vor allem nicht zu warm sein. Wenn Ihre Körpertemperatur nämlich nur wenige Hundertstel Grad zu hoch ist, schlafen Sie schlechter ein. Idealerweise liegt die Temperatur in Ihrem – gut gelüfteten – Schlafzimmer bei 16 bis 20 Grad.
- In der Stunde vor dem Schlafengehen widmen Sie sich am besten ruhigen Tätigkeiten, die Sie nicht aufregen. Es ist also besser, nicht auf irgendwelche Bildschirme wie Computer oder Fernsehen zu schauen, sondern stattdessen eine Freizeitbeschäftigung zu wählen, die entspannt: Lesen, Musik hören oder Schmusen.

- Außerdem werden Sie schon bald merken, dass Sie besser schlafen, wenn Sie jeden Tag ungefähr zur gleichen Zeit ins Bett gehen.

Wenn Sie diese einfachen Rituale einhalten, gewöhnt sich Ihr Körper daran und lernt, Aktivitäts- und Schlafphasen besser zu unterscheiden.

Kirschsaft, ein natürliches Schlafmittel

Englische Forscher haben kürzlich nachgewiesen, dass Kirschsaft das Einschlafen erstaunlich erleichtert. Kirschsaft führt zu einer höheren nächtlichen Melatoninproduktion und fördert so den Schlaf. Die Teilnehmer der Studie tranken zweimal täglich 30 Milliliter Kirschsaft und gaben schon nach einer Woche an, 25 Minuten länger zu schlafen. Kiwi hat übrigens eine ähnlich positive Wirkung. Ehrlich gesagt ist mir ein Cocktail aus Kiwi und Kirschsaft lieber als Schlaftabletten, mit denen man dann doch nicht gut schläft und am nächsten Morgen benommen aufwacht.

Beleuchtung

Wenn möglich, sollte es im Schlafzimmer vollkommen dunkel sein. Sonst kaufen Sie sich in der Apotheke am besten eine Schlafmaske. Ein amerikanisches Forscherteam hat nämlich an Hamstern nachgewiesen, dass künstliches Licht während des Schlafs zu depressivem Verhalten führt. Die Erklärung dafür ist einfach: Das nächtliche Licht ruft, wie beim Menschen auch, hormonelle Veränderungen hervor und wirkt sich auf die Neurotransmitter im Gehirn aus. Depressionen nehmen in unserer Gesellschaft seit ungefähr fünfzig Jahren unaufhaltsam zu. Eine Ursache dafür könnte sein, dass unser Lebensumfeld zunehmend künstlich beleuchtet wird: Denken wir bloß an die Bildschirme, Schilder oder Anzeigetafeln. Wie Studien an Hamstern belegen, kommt es zu depressiven Zuständen und häufig auch Fettleibigkeit, wenn die Tiere beim Schlafen künstlichem Licht ausgesetzt sind. Die neueste Studie zeigt dabei, dass für den Zusammenhang zwischen nächtlicher Beleuchtung und Depressionen ein bestimmtes Protein verantwortlich ist. Wurde das Protein blockiert, entwickelten die Hamster keine Depression, obwohl sie im Schlaf beleuchtet wurden. Sie sollten also darauf achten, dass in Ihrem Schlafzimmer auch die kleinsten Quellen nächtlicher Lichtverschmutzung ausgeschaltet sind: beispielsweise die Standby-Lämpchen von Spielkonsole, tragbarem Telefon oder Fernseher. So sparen Sie nicht nur Strom, sondern wachen morgens auch voller Lebensfreude auf.

Guter Schlaf

Ein altes Sprichwort besagt: »Wie man sich bettet, so liegt man.« Das stimmt im übertragenen ebenso wie im wörtlichen Sinne. Ob wir auf der rechten oder linken Bettseite, auf einer Matratze mit oder ohne Federn, ob mit Heizdecke oder Nachtlämpchen im Zimmer schlafen: All das hat Einfluss auf unsere Gesundheit. Wissenschaftliche Studien, die man mit Säuglingen durchgeführt hat, zeigen: Wenn ein Baby statt auf dem Bauch auf dem Rücken schläft, verringert sich sein Risiko, an plötzlichem Kindstod zu sterben, beträchtlich. Auch wir Erwachsenen müssen unsere ideale Schlafposition finden. Und dafür ist es nie zu spät.

Eine britische Hotelkette hat 3000 ihrer Gäste befragt, um herauszufinden, ob es einen Einfluss auf ihr Wohlbefinden hat, wenn sie auf der rechten beziehungsweise linken Bettseite schlafen. Wie die Ergebnisse zeigen, waren diejenigen, die auf der linken Bettseite schliefen, beim Aufwachen besser gestimmt, weniger gestresst und optimistischer. Während 25 Prozent der Befragten, die auf der linken Bettseite schliefen, angaben, beim Aufwachen eine positive Lebenseinstellung zu haben, galt dies nur für 18 Prozent der Schläfer auf der rechten Seite. Auch Verhaltenspsychologen haben sich mit diesem Phänomen beschäftigt. Sie gehen davon aus, dass Männer, die auf der linken Bettseite schlafen, beschützender und realistischer sind, während Frauen, die rechts schlafen, romantischer und emotionaler sind. Doch auch die Kultur spielt hierbei eine Rolle. Nach den Vorstellungen der chinesischen Kultur und des *Feng shui* verbindet sich der Schläfer auf der rechten Seite mit dem männlichen *Yang*, das für Verantwortung und Tatkraft steht, während die linke Seite dem weiblichen *Yin* oder dem Aufnehmenden entspricht.

Zur Erforschung der optimalen Schlafposition wurden zahlreiche wissenschaftliche Studien durchgeführt, die wieder-

um die ärztlichen Empfehlungen grundsätzlich veränderten.
Jahrzehntelang riet man Müttern fälschlicherweise, ihre Säug-
linge auf dem Bauch schlafen zu lassen; diese Position würde
verhindern, dass sie an Erbrochenem ersticken. Heute sieht
man die Dinge anders: Ärzte empfehlen Müttern jetzt, ihre
Kinder auf den Rücken zu legen, da dadurch das Risiko eines
plötzlichen Kindstods sinkt. Wenn man sich einmal vorstellt,
wie ein Säugling unter einer dicken Decke auf einer weichen
Matratze liegt, versteht man gleich, wieso es ihm an Sauerstoff
mangelt. Bei Babys, die zum Aufstoßen neigen, kann man ein
dickes Buch unter die Matratze legen und das Kopfende dadurch ein wenig anheben. Erwachsenen, die an einem Zwerchfellbruch (Hiatushernie) leiden und sauer aufstoßen, rate ich
übrigens, nicht unmittelbar nach den Mahlzeiten schlafen zu
gehen, sondern mindestens zwei Stunden zu warten. Und wer
gern im Bett Fernsehen schaut, sollte sich mit Hilfe von zwei
bis drei Kopfkissen in eine halbsitzende Position bringen.

Die erstaunlichste Studie zu diesem Thema kommt aus
Schweden, von Franz Halberg, der den Einfluss der Schlafposition auf die Krebshäufigkeit erforschte. Er hat sich gefragt, warum bestimmte Krebsarten bevorzugt auf einer Körperseite
auftreten. Dabei interessierten ihn vor allem zwei Krebsarten:
Lungen- und Hautkrebs bei Männern und Frauen. Er hatte in
seinen Studien festgestellt, dass beide Krebsarten auf der linken Körperseite gehäuft vorkamen, und wollte nun wissen, welche Ursachen es dafür gab. Besonders überraschte ihn, dass
Hautkrebs sich verstärkt an Körperbereichen zeigte, die normalerweise seltener der Sonne ausgesetzt sind: bei Frauen an

Hüfte und Oberschenkeln und bei Männern am Oberkörper. Hinzu kam, dass sich die unterschiedliche Verteilung zwischen linker und rechter Körperhälfte und die atypische Position von Melanomen nicht für Japan nachweisen ließen.

Elektrische Heizdecken

Selbst ein scheinbar harmloser Gegenstand wie eine elektrische Heizdecke kann Ihre Gesundheit schädigen. Der US-Forscher Ernest L. Abel hat den Zusammenhang zwischen Heizdecken und Gebärmutterkrebs erforscht. Er konnte zeigen, dass Frauen, die nachts länger als 20 Jahre lang Heizdecken benutzten, häufiger an Gebärmutterkrebs erkrankten. Anders als in angelsächsischen Ländern ist der Gebrauch von Heizdecken in Frankreich allerdings eher unüblich. Selbstverständlich ist es vollkommen ungefährlich, ab und zu mal eine Heizdecke zu verwenden, doch es ist keineswegs harmlos, regelmäßig unter einer Heizdecke zu schlafen. Bisher ließ sich für das Phänomen keine stichhaltige Ursache finden.

Wie wissenschaftliche Studien ferner gezeigt haben, befinden sich in unseren Matratzen häufig Metallfedern, die elektromagnetische Felder reflektieren – was dagegen in Japan, wo man auf Futons schläft, nicht der Fall ist: Futons werden direkt auf den Boden gelegt und enthalten kein Metall. Vermutlich bauen die Federn unserer Matratzen elektromagnetische Felder auf, auf denen man dann während der langen Nachtstunden *bösartige Geschwülste der Haut* ↑

ruht. Dass Melanome häufiger in Bereichen des Körpers auftreten, die weniger der Sonne ausgesetzt sind – bei Männern am Oberkörper, bei Frauen an den unteren Gliedmaßen und der Hüfte –, und nicht etwa im Gesicht, erklärt sich nach Ansicht der Wissenschaftler durch die elektromagnetischen Felder, die sich an den Metallfedern bilden und denen der Schlafende nachts ausgesetzt ist.

Morgens mit dem richtigen Fuß aufstehen

Frühaufsteher sind schlanker und glücklicher

Ein britisches Forscherteam hat in einer Studie zwei Gruppen verglichen: Die erste stand um 7.47 Uhr auf, die zweite um 10.09 Uhr. Insgesamt nahmen 1000 Personen an der Studie teil. Zwei Dinge wurden gemessen: Anhand einer psychologischen Skala wurde der Grad des Wohlbefindens bestimmt und anhand von Gewicht und Größe das Übergewicht der Teilnehmer. Es zeigte sich, dass die Frühaufsteher gesünder, schlanker und glücklicher waren. Die Wissenschaftler fanden dabei unter anderem heraus, dass mehr »Lerchen« gut frühstückten und in den folgenden Stunden darum weniger naschten. Unsere biologische Uhr regelt zudem die Produktion bestimmter Hormone wie Kortison. Dabei wird die maximale Hormonmenge täglich um 8.00 Uhr ausgeschüttet. Angesichts der Rolle, die Kortison für den morgendlichen Energiehaushalt spielt, dürfte man damit einen ersten Erklärungsansatz in der Hand halten.

Sechs Ratschläge, damit Sie morgens in Form sind

- Lassen Sie sich nicht vom schrillenden Wecker oder einem Radio wecken, das in voller Lautstärke losbrüllt.
- Nehmen Sie sich Zeit: Stellen Sie Ihren Wecker eine Viertelstunde früher, sodass Sie nicht gegen die Uhr anrennen müssen.
- Recken und strecken Sie sich vor dem Aufstehen wie eine Katze, und wecken Sie Ihren Körper sanft: Arme, Beine, Nacken ...
- Duschen Sie kalt, das stärkt die Tatkraft.
- Vernachlässigen Sie nicht Ihr Frühstück. Essen Sie, was Ihnen schmeckt: Obst oder Brot oder Milchprodukte.
- Denken Sie positiv: Bei einem vollen Terminplan können Sie sich beispielsweise vorstellen, wie Sie am Abend nach Hause kommen, ein heißes Bad nehmen oder Ihre Kinder in die Arme schließen.

Man wacht nur einmal auf

Wer den Wecker zum Schweigen bringt und dann wieder einschläft, fühlt sich tagsüber müde. Das ist das Ergebnis einer Studie von Edward Stepanski aus den USA. Noch einmal einzuschlafen ist kontraproduktiv, weil man bis in den späten Vormittag hinein das Gefühl hat, »benebelt« zu sein. Die beste Lösung des Problems ist wohl ein Radiowecker in einiger Entfernung vom Bett: Den kann man nicht reflexartig ausstellen.

Fehlenden Schlaf kann man nicht nachholen

Auch wer sich am Wochenende mal so richtig ausschläft, kann den Schlafmangel, der sich während der Woche angesammelt hat, nicht vollständig wieder wettmachen. Wenn man mehrere Tage hintereinander alles gegeben und weniger als sechs Stunden Schlaf bekommen hat, kann man die Uhr nicht einfach auf null zurückstellen, indem man Samstag und Sonntag länger schläft.

Ein Forscherteam hat die Teilnehmer einer Studie gebeten, fünf Nächte in Folge nicht mehr als sechs Stunden zu schlafen. Dann durften sie zwei Nächte jeweils zehn Stunden schlafen. Nach der Arbeitswoche mit moderatem Schlafmangel konnten die Teilnehmer in den beiden Erholungsnächten zwar ihre Schlafqualität, nicht aber ihre Leistungsfähigkeit verbessern. Trotz langen Ausschlafens steckte ihnen die Müdigkeit noch in den Knochen: Sie neigten am Sonntagmorgen zu Ungeschicklichkeit und Schläfrigkeit und hatten das Gefühl, nur schwer wach zu werden. Allerdings war die sexuelle Leistungsfähigkeit der Männer durch den längeren Schlaf wiederhergestellt. Die Forscher unterstrichen dabei den Unterschied zwischen männlichem und weiblichem Schlaf: Frauen profitieren stärker von einem gesundheitsfördernden tiefen, langen Schlaf und erholen sich schneller von zu kurzen Nächten.

Im Allgemeinen empfehle ich, am Wochenende nur eine Stunde später aufzustehen als sonst; wenn Sie nämlich noch länger schlafen, kommt Ihr Organismus aus dem Takt. Es spricht allerdings nichts dagegen, sich nach dem Mittagessen zwanzig Minuten hinzulegen.

Der gute Schlaf und seine Feinde: Schnarchen und Schlafapnoe

Schnarchen

Schnarchgeräusche entstehen, wenn die vorbeistreichende Atemluft Gaumen oder Zäpfchen des Schläfers zum Vibrieren bringt. Schnarchen ist an sich ungefährlich, kann aber das Eheleben stören, weil dabei Lautstärken von bis zu 50 Dezibel (das entspricht der menschlichen Stimme) erreicht werden – und in Einzelfällen sogar 90 Dezibel, was dem Lärm eines großen Motorrads entspricht. Schnarchen wird durch Übergewicht, Alkohol, die Einnahme von Schlaf- und Beruhigungsmitteln oder verstopfte Nasengänge begünstigt und nimmt im Alter zu. Frauen schnarchen vor der Menopause im Allgemeinen weniger, weil das Gelbkörperhormon unter anderem die Atmung fördert. Probleme im Hals-Nasen-Ohrenbereich begünstigen ebenfalls das Schnarchen, etwa eine Krümmung der Nasenscheidewand oder vergrößerte Mandeln. Auch die Schlafposition spielt eine Rolle. Wer auf dem Rücken schläft, neigt stärker zum Schnarchen. Dies liegt einfach daran, dass die Zunge in dieser Lage weiter nach hinten fällt und der Durchgang für die Atemluft enger wird. Da man sich nachts immer wieder bewegt, ist es allerdings schwierig, eine Position beizubehalten, die dem Schnarchen entgegenwirkt.

Im Allgemeinen empfiehlt man, auf dem Bauch oder eventuell auf der Seite zu schlafen. Ein bekannter Trick ist, beim Schlafen ein T-Shirt zu tragen, in dessen Rückenteil ein Tennisball eingenäht ist. Die Methode verhindert sehr wirksam, dass man seine Schlafposition ändert. Doch auch die Kopfposition ist wichtig: Wenn man mit Kopfkissen schläft, sodass der Nacken leicht gestreckt wird, ist man ebenfalls besser vor Schnarchen geschützt. Oder man kann seine Matratze ein wenig aufrichten. Wenn der Schnarchkandidat vor dem Schlafengehen dann noch darauf verzichtet, Alkohol zu trinken oder Beruhigungsmittel zu nehmen, stehen die Chancen gut, dass sein Mitschläfer eine ruhige Nacht verbringt.

Schlafapnoe

Ernster sieht die Sache allerdings aus, wenn es nicht beim Schnarchen bleibt, sondern noch eine Schlafapnoe hinzukommt. In diesem Fall sind die Gesundheitsrisiken nicht zu unterschätzen. Unter einer Schlafapnoe versteht man einen wiederholten unfreiwilligen Atemstillstand, der zehn bis dreißig Sekunden dauern kann.

Vor allem Menschen mit Übergewicht leiden unter einer Schlafapnoe, da ihre Atemwege im Halsbereich durch Fettpolster verengt sind. Unabhängig davon steigt das Risiko einer Schlafapnoe aber auch mit zunehmender Halslänge an: Bei Männern nimmt das Risiko ab 43 Zentimeter und bei Frauen ab 40 Zentimeter Halslänge zu. Wer übergewichtig ist, erhöht sein Risiko noch durch den Konsum von Alkohol, Drogen und Schlafmitteln.

Eine Schlafapnoe führt zu vorzeitigen Alterungsprozessen im Organismus. Schlaf ist für die Regeneration der Körperzellen lebenswichtig. Bei einer Schlafapnoe sind die physiologischen Reparaturmechanismen gestört. Erste typische Symptome sind: Tagesmüdigkeit, depressive Verstimmungen, Gedächtnisprobleme, häufiger Energieabfall, leichte Erregbarkeit und Kopfschmerzen.

Das größte Risiko einer Schlafapnoe besteht jedoch darin, dass sie Herz-Kreislauf-Erkrankungen zur Folge haben kann. Denn das Gehirn leidet nachts wiederholt unter Sauerstoffmangel, was zu Aufweckreaktionen führt, die Blutdruck und Puls steigen lassen. Menschen mit Schlafapnoe sind häufiger von Bluthochdruck, Herzinfarkt, Schlaganfall und Herzrhythmusstörungen betroffen. Bei einer schweren Schlafapnoe besteht zudem ein erhöhtes Risiko, im Schlaf zu sterben. Auch eine Narkose bringt unter diesen Umständen vermehrte Risiken mit sich.

Es ist also wichtig zu wissen, ob das Schnarchen von einer Schlafapnoe begleitet wird oder nicht. Manchmal fallen die charakteristischen Atemaussetzer schon dem Ehepartner auf. Wenn er durch seinen schnarchenden Bettnachbarn geweckt wird, kann er die Schlafapnoe leicht an der plötzlich eintreten-

den Stille erkennen. Doch auch übermäßige Schläfrigkeit tagsüber oder häufiges nächtliches Aufwachen können auf eine
Schlafapnoe hindeuten. Bei Verdacht auf Schlafapnoe sollte
man also einen Facharzt aufsuchen, der die Krankheit diagnos-
tizieren kann. Mithilfe von Elektroden, die am Körper ange-
bracht werden, wird er Häufigkeit und Länge der nächtlichen
Atemaussetzer, Hirntätigkeit und Sauerstoffgehalt im Blut messen.

Der Kampf gegen überflüssige Pfunde und mehr Bewegung
tragen offenbar dazu bei, das Risiko einer Schlafapnoe zu verringern. An dieser Stelle möchte ich außerdem auf brasiliani-
sche Studien verweisen, die die Wirkung von Gaumenübungen
bei Patienten mit leichter Schlafapnoe untersucht haben. Aus-
gehend von der Tatsache, dass zwischen Schlafapnoe und er-
schlafften Muskelfasern ein Zusammenhang besteht, nahmen
die Wissenschaftler an, dass ein Training der entsprechenden
Muskelpartien die Situation verbessern würde. Die Probanden
mussten drei Monate lang täglich eine halbe Stunde verschiedene Übungen durchführen, etwa die Zunge kräftig gegen verschiedene Gaumenpunkte drücken. Danach zeigten sie weniger Symptome als eine Vergleichsgruppe, die die Muskeln
nicht trainierte. Wenn solche Maßnahmen allerdings nicht helfen, kann die Schlafapnoe auch anders therapiert werden. Der
Arzt kann etwa ein Gerät verschreiben, das nachts über eine
Atemmaske Luft in die Nase bläst. In jedem Fall sollten Sie eine
Schlafapnoe sehr ernst nehmen. Sie kann sonst verheerende
Folgen für Ihren Organismus haben.

Kapitel 4

Schluss mit Alltagsbeschwerden wie Verdauungsproblemen und Allergien

»Niesen ist der Orgasmus der Armen.«

Aus dem absurden Journal
L'Os à moëlle von Pierre Dac

Medikamente können nur etwas nützen, wenn sie überhaupt erforderlich sind. Das ist sonnenklar, denkt man, ist es aber anscheinend nicht. Denn in meiner Praxis begegne ich zahlreichen iatrogenen Erkrankungen. Iatrogene Erkrankungen sind Erkrankungen, die durch Nebenwirkungen eines Medikaments verursacht werden, durch sogenannte »unerwünschte Arzneimittelwirkungen«. Auch rezeptfreie Medikamente sollte man darum niemals leichtfertig einnehmen. Leider gibt es aber viele Situationen, in denen Medikamente allzu verführerisch scheinen: Wenn man müde ist, sich häufig unbehaglich fühlt, anhaltende Schmerzen hat und vieles mehr. Mit der Zeit muss man die Dosis dann erhöhen oder stärkere Mittel nehmen, weil die Ursache der Beschwerden ja nicht bekämpft wird. Dabei lassen sich viele Alltagsbeschwerden behandeln, ohne zu Medikamenten zu greifen: Verstopfungen, Blähungen, Verdauungsstörungen, Allergien oder Atembeschwerden. Wer sich mit ein paar einfachen Maßnahmen zu helfen weiß, nimmt weniger Medikamente und läuft keine Gefahr, sich daran zu gewöhnen oder an unangenehmen oder gefährlichen Nebenwirkungen zu leiden. Wenn es um Methoden geht, mit denen sich lästige Beschwerden risikolos behandeln lassen, bin ich immer für den natürlichsten Weg.

Magen-Darm-Beschwerden

Magen-Darm-Beschwerden (Verstopfung, Blähungen, Zwerchfellbruch, Reflux) zählen zu den häufigsten Gründen für einen Arztbesuch. Dabei lassen sie sich oft schon durch eine andere Körperhaltung vermeiden. Schauen Sie sich doch einmal die Bäume an! Bäume, die gerade wachsen, können ihre Wipfel schon bald in den Himmel recken. Wenn sie aber krumm wachsen, werden sie keine lange Lebenserwartung haben. Die Schwierigkeit für den Menschen besteht nun darin, dass er auf eine gute Körperhaltung achten muss, während er gleichzeitig ständig in Bewegung ist. Idealerweise hält man sich jederzeit über seinem Schwerpunkt – unabhängig davon, in welcher Position man sich gerade befindet. Das gilt übrigens genauso für das Leben, wie Albert Einstein schon festgestellt hat: »Das *Leben* ist wie ein *Fahrrad*. Man muss sich vorwärtsbewegen, um das Gleichgewicht nicht zu verlieren.«

Neue Körperhaltung beim Toilettengang

Ich möchte hier ein heikles, sehr intimes Thema ansprechen, nämlich, welche Körperhaltung man am besten beim Stuhlgang einnimmt. Das Thema mag zunächst überraschen, weil wir alle dieselbe Position wählen: Wir sitzen auf dem Thron. Doch es könnte sein, dass das nicht die optimale Haltung ist. Forscherteams in den USA, Israel und Japan haben sich mit dem Thema beschäftigt und sind einhellig zu dem Schluss gekommen: Um den Darm zu entleeren, ist eine hockende Haltung günstiger. In der Menschheitsgeschichte ist die sitzende Haltung denn auch relativ neu. Sie kam erst mit den modernen Toiletten auf – und entspricht nicht unserer Physiologie.

Die Forscher sind zu mehreren neuen Erkenntnissen gelangt: In sitzender Position ist der anorektale Winkel spitzer als in hockender Haltung. Wenn man drückt, um den Darm zu entleeren, verbleibt der Stuhl beim Sitzen daher leichter im Rektum oder wird nur unvollständig entleert. Sie können sich das vielleicht besser vorstellen, wenn Sie an einen Gartenschlauch denken, der in der Mitte geknickt wird: Das Wasser kann nur herauströpfeln. Genau das passiert in sitzender Haltung. Wenn man sich jedoch hinhockt, wird der Winkel vergrößert, der Knick verschwindet, und der Darminhalt fließt leichter hinaus.

Die Ärzte, die die Versuche durchführten, stellten außerdem fest, dass die Probanden den Darm in hockender Haltung dreimal so schnell entleerten wie im Sitzen. Wie die Teilnehmer angaben, mussten sie im Hocken kaum drücken, und die

Entleerung erfolgte schnell und einfach. Das ist für Menschen, die an Hämorrhoiden leiden, von großer Bedeutung: Sie können damit Schmerzen lindern und sich vor neuen Hämorrhoiden schützen, wenn sie den physischen Druck auf diese Weise verringern. Und bei Herz-Kreislauf-Erkrankungen kann die hockende Haltung die Kraftanstrengung begrenzen und verhindern, dass es zu einem unnötigen Blutdruckanstieg kommt.

Auf den ersten Blick scheint dieser Ratschlag schwer umsetzbar zu sein, weil die »türkischen Toiletten« heute fast völlig verschwunden sind. Manche empfehlen, sich auf den Toilettensitz zu hocken, aber das scheint mir doch etwas waghalsig. Ich schlage Ihnen eine Kompromisslösung vor: Platzieren Sie einen niedrigen Hocker vor dem Thron, auf dem Sie beim Sitzen die Füße abstellen. Oder noch einfacher: Legen Sie Ihre Hände unter die Oberschenkel, um so die Beine anzuheben, und richten Sie sich dann auf. Sie werden von allein ein wenig nach hinten kippen. Geschafft! Auf diese Weise können Sie den rektalen Knick teilweise ausgleichen, der durch die sitzende Haltung entsteht. Die Teilnehmer der Studie sparten durch die neue Hockposition bis zu einer Stunde Zeit pro Woche. Zudem lässt sich so der Gebrauch von Abführmitteln vermeiden.

Doch die günstige Haltung auf der Toilette hat noch andere Vorteile, als nur Zeit zu sparen. Sie kann Menschen helfen, die an Hämorrhoiden leiden. Hämorrhoiden sind vergrößerte Blutgefäße im Afterbereich, ähnlich wie Krampfadern an den Beinen. Sie können äußerst schmerzhaft sein und zudem Entzündungen und Blutungen hervorrufen. Wenn beim Stuhlgang ein weniger starkes Drücken erforderlich ist, wirkt sich das günstig aus, da kein zusätzlicher Druck auf die Blutgefäße ausgeübt wird. In einem anderen Forschungsbereich wurde zudem der Zusammenhang zwischen Erektionsproblemen und Hämorrhoiden untersucht. An der Studie nahmen 6000 Männer teil. Wie die Forscher feststellten, litten 90 Prozent der Männer mit Erektionsproblemen unter Hämorrhoiden; bei den unter Dreißigjährigen war der Zusammenhang sogar noch deutlicher. Nach Ansicht der Wissenschaftler reizt das Anschwellen bestimmter Gefäße in Rektumnähe Nachbarnerven, die bei der Erektion eine Rolle spielen. Aber am besten probieren Sie die neue Haltung einfach einmal selber aus und testen, ob sie Wirkung zeigt!

Sitzende Tätigkeiten sind gefährlich

Mit einer ständig sitzenden Körperhaltung setzt man seine Gesundheit aufs Spiel. Dies zeigt eine australische Studie an 900 Darmkrebspatienten; als Vergleichsgruppe dienten 1000 gesunde Personen. Die Wissenschaftler erstellten zunächst eine Datenbank, in der sie Informationen wie Ernährungsgewohnheiten, körperliche Bewegung und berufliche Tätigkeit sammelten. Wer am Schreibtisch Bildschirmarbeit ausübte, ging demnach einer sitzenden Tätigkeit nach, während Krankenschwestern oder Kellner einem Beruf zugeordnet wurden, der mit ständiger Bewegung einherging. Wie die Forscher feststellten, hatten diejenigen, die mindestens zehn Jahre lang einer sitzenden Tätigkeit nachgingen, ein doppelt so hohes Risiko, an Darmkrebs zu erkranken. Zu den häufigsten Darmkrebsarten zählen diejenigen, die »dem Stuhlsitz am nächsten sind«: Ihr Risiko wird um den Faktor 1,5 vervielfacht. Interessant hierbei ist, dass das Krebsrisiko nicht von der körperlichen Betätigung außerhalb der Arbeitszeit abhängt. Das heißt also: Wer jeden Tag acht Stunden sitzt, hat, unabhängig von anderen Aktivitäten, ein erhöhtes Risiko. Täglicher Sport kann die Stunden am Schreibtisch nicht wieder wettmachen. Und das war nicht die erste Studie zu dem Thema. Schon frühere Studien hatten vermutet, dass zu langes Sitzen das Darmkrebsrisiko erhöht.

Um den Zusammenhang zwischen Darmkrebs und langem Sitzen näher zu erkunden, untersuchten die australischen Forscher die physiologischen Folgen dieser Haltung. Sitzen führt offenbar zu einem höheren Blutzuckerspiegel und zu vermehrten Entzündungsmolekülen im Blut. Zudem fördert eine sitzende Tätigkeit bekanntlich Übergewicht, was ein weiterer Krebsrisikofaktor ist. Fettleibigkeit bedeutet, dass man täglich große Nahrungsmengen zu sich nimmt. Und wer drei- bis viermal so viel isst, wie er braucht, absorbiert logischerweise auch mehr Pestizide und andere chemische Zusatzstoffe, die in vielen Nahrungsmitteln enthalten sind. Die Höchstgrenzen für derartige toxische Produkte werden aufgrund von Mengen festgelegt, die ich als normal bezeichnen würde. Zu hohe Mengen können dagegen als Gift wirken. Der menschliche Körper ist nicht dafür gemacht, übermäßige Nahrungsmengen zu entgiften. Unsere natürlichen Filter wie Nieren oder Leber sind damit überfordert. Um das zu begreifen, muss man nur einmal im Ultraschall sehen, wie viele übergewichtige Menschen an einer Fettleber leiden. Das ist wie bei Gans oder Ente: Eine Leber mit zu vielem überflüssigen Fett wird der Nachfrage nicht mehr gerecht.

Schluss mit dem dauernden Sitzen!

Wer weniger als drei Stunden täglich sitzt, erhöht seine Lebenserwartung. Wenn man das weiß, fängt man an nachzudenken. Ich empfehle darum allen Fernsehfans, auf dem Ergometer zu strampeln, während sie ihre Lieblingssendung schauen. Wenn Sie im Büro sitzen, sollten Sie regelmäßige Pausen einlegen und mal ein paar Schritte auf den Flur machen. Und wenn Sie zu Hause sind, können Sie zwischendurch die Wäsche aufhängen, die Badewanne schrubben oder die Fenster putzen. Kurzum: Sie sollten immer und ständig zwischen Sitzen und Bewegung wechseln. Allein mit dieser einfachen Methode können Sie Ihre Gesundheit fördern und Ihre Lebenserwartung signifikant erhöhen. Die Studie, die diesen Zusammenhang nachwies, wurde in den USA durchgeführt, wo man häufig halb auf dem Sofa liegend fernsieht. Wie die Forscher betonten, kommt es aufgrund der inaktiven Ober- und Unterschenkelmuskeln zu Störungen beim Zucker- und Fettstoffwechsel im Blut.

Gastroösophagealer Reflux

Zahlreiche Franzosen leiden an gastroösophagealem Reflux. Vor allem nach den Mahlzeiten und im Liegen steigt dabei Magensäure über die Speiseröhre nach oben und gelangt mitunter bis in die Kehle. Physiologisch gesehen nimmt der Speisebrei beim Reflux einen falschen Weg. Wenn Sie essen, gelangt die Nahrung über die Speiseröhre zum »Magenmund« (Kardia). Der Muskel, der Speiseröhre und Magen trennt, lässt die Nahrung passieren und schließt sich dann wieder. Bei einem Reflux kann sich dieser Schließmuskel nicht mehr vollständig zusammenziehen, weil es ihm an Muskelspannung fehlt. Er lässt sauren Magenbrei wieder aufsteigen. Wenn Sie an einem Reflux leiden, müssen Sie unbedingt Ihren Arzt aufsuchen, der Sie dann behandeln und Abhilfe schaffen kann. Doch auch kleine Änderungen im Lebensstil können dem Reflux vorbeugen und die äußerst unangenehmen Beschwerden lindern:

- Gehen Sie nicht unmittelbar nach dem Essen ins Bett, und richten Sie Ihren Oberkörper mithilfe eines zweiten Kopfkissens leicht auf.
- Nehmen Sie immer nur kleine Portionen zu sich.
- Achten Sie auf Ihr Gewicht.
- Verbannen Sie Tabak und Alkohol aus Ihrem Leben.
- Meiden Sie scharfe Gewürze, Zwiebeln, Fett usw.

Zwerchfellbruch

Ein Drittel aller Franzosen leidet an einem Zwerchfellbruch, einer Hiatushernie. Bei der Hiatushernie tritt ein kleiner Teil des Magens durch das Zwerchfell: Es kommt zu aufsteigender Magensäure und häufigem Aufstoßen. Doch schon mit einfachen praktischen Maßnahmen lassen sich die Symptome wirksam zurückdrängen oder vollkommen zum Verschwinden bringen. Die klassische medikamentöse Behandlung, die nicht nur Nebenwirkungen hat, sondern auch ein Jahr dauert, wird dadurch überflüssig.

Als Erstes darf man auf keinen Fall brühheiße Getränke oder Speisen zu sich nehmen. Das möchte ich im Übrigen auch jedem empfehlen, der nicht an einer Hiatushernie leidet. Zu heiße Getränke erhöhen nämlich das Risiko, an Speiseröhrenkrebs zu erkranken. Wie eine chinesische Studie eindeutig belegt, leiden diejenigen, die ihren Tee zu heiß trinken, häufiger an Speiseröhrenkrebs. Dabei mag es noch andere Risikofaktoren wie Tabak und Alkohol geben, aber zu heiße Getränke und Nahrungsmittel stellen auf jeden Fall einen ernst zu nehmenden Risikofaktor dar. Zu heiß genossen kann ein gesundes Getränk wie grüner Tee also gesundheitsschädlich sein. Hier begegnen wir übrigens einem entscheidenden Punkt, was Ernährung und Nahrungsmittelsicherheit betrifft: Es kommt immer auf die richtige Temperatur und Zubereitungsmethode an.

Bei den heißen Getränken stoßen wir allerdings auf einen kleinen Widerspruch. Viele Reisende haben sicher schon beobachtet, dass die Nomaden in der Wüste zur Erfrischung hei-ßen Tee schlürfen. Mit steigender Temperatur schwitzen wir, um Wasser zu verdunsten und unseren Körper abzukühlen. Wenn wir nun kalte Getränke zu uns nehmen, produziert unser Körper Energie, um sich zu erwärmen. Im ersten Moment fühlen wir uns zwar erfrischt, aber dann wird uns warm. Ein angenehm warmer Tee jedoch führt zu einem anhaltenden Gefühl der Erfrischung.

Trinkt man bei einer Hiatushernie ein zu heißes Getränk, schluckt man zu viel Luft, um die Flüssigkeit abzukühlen. Die verschluckten Luftmengen führen zu Magendruck, wodurch Reflux und Aufstoßen begünstigt werden. Übrigens kann man auch durch andere Maßnahmen verhindern, übermäßig viel Luft zu schlucken: Wenn man nicht im Gehen isst, nicht beim Essen redet, keinen Kaugummi kaut und nicht mit Strohhalm oder direkt aus der Flasche trinkt. Wichtig ist, langsam und mit geschlossenem Mund zu essen.

Blähungen

Es gibt wohl kaum etwas Unangenehmeres als dieses Völlegefühl, das sich nach manchen Mahlzeiten einstellt: Der Bauch ist aufgebläht und schmerzt, man meint fast, im nächsten Moment zu platzen. Solche Blähungen, die nach einigen Stunden wieder abklingen, hat wohl jeder von uns schon einmal erlebt. In der medizinischen Fachsprache heißen Blähungen Flatulenz: Der Darm, der die Nahrungsreste zum »Ausgang« befördert, füllt sich mit Luft, wird träge, und häufig kommt es auch zu Verstopfungen. Die meisten Ärzte werden Ihnen bestätigen, dass Blähungen keine »echte« Krankheit sind. Sie können sie leicht vermeiden, wenn Sie sich ballaststoffreich ernähren und reichlich Wasser trinken. Ballaststoffe können vom Organismus nicht absorbiert werden: Sie passieren den Verdauungsapparat unverdaut und fördern so die Verdauung, weil sie Nahrungsreste mit sich führen. Je voluminöser sie sind, desto besser. Deshalb sollten Sie viel trinken: mindestens 1,5 Liter Wasser über den Tag verteilt. Wichtig ist auch, dass Sie langsam und in Ruhe essen. Bestimmt ist Ihnen schon einmal aufgefallen, dass Ihre Verdauung nicht so gut funktioniert, wenn Sie in angeregter, lauter Gesellschaft oder zu schnell essen.

Ballaststoffe

Ballaststoffe sind in vielen Nahrungsmitteln enthalten:

- Getreide (Brot, Reis, Cerealien, Grieß)
- Hülsenfrüchte (rote Bohnen, Erbsen, Kichererbsen)
- Gemüse (grüne Bohnen, Spinat, Spargel, Sellerie, Fenchel, Artischocken)
- Sämtliche Obstsorten
- Nahrungsergänzungsmittel (Aktivkohle, Tonerde) und probiotische Nahrungsmittel können eine ballaststoffreiche Ernährung wirksam ergänzen.

Allergien

Immer mehr Menschen sind heute von Allergien betroffen – die sich damit zu einem echten Problem für die Volksgesundheit entwickeln. Zwanzig Millionen Franzosen leiden schätzungsweise an einer Allergie. Eine stattliche Zahl. Die Anzahl der Allergiker hat sich in den letzten zwanzig Jahren verdoppelt, und Jahr für Jahr steigt die Kurve weiter an. Allergien können sich unterschiedlich äußern: vom leichten Juckreiz bis zum Asthma, vom Niesen bis zum lebensgefährlichen Quincke-Ödem. Doch warum nehmen Allergien so rasant zu? Und was können wir tun, um Allergien vorzubeugen und die Zahl der Allergiker zu verringern?

Kälbchen, Kühe und frische Luft

In Geschichtsbüchern können wir nachlesen, dass die Kinder wohlhabender Familien früher unmittelbar nach der Geburt zu einer Amme aufs Land kamen. Erst wenn sie keine Windeln mehr brauchten, sprechen und laufen konnten, kehrten sie zu ihrer Familie zurück. Später, im 19. Jahrhundert, waren die Ammen in der Region des Morvan besonders beliebt. Die Pariser Fürsorge schickte Tausende von Säuglingen zu den berühmten Ammen. 50.000 Kinder wurden schätzungsweise in der Morvan-Region aufgezogen, von den Bewohnern inzwischen »Klein-Paris« genannt. Die Ammen stammten aus einfachen Familien, die noch vor der industriellen Revolution verarmt waren. Der Schriftsteller Jean Genet lebte beispielsweise bis zu seinem dreizehnten Lebensjahr in einer Ammenfamilie. Die Ammen der Morvan-Region galten als so gut, dass Napoleon I. auf Rat seines Arztes eine Amme aus der Region Morvan anstellte, damit sie seinen Sohn stillte, den späteren Napoleon II. und König von Rom. Und noch in der zweiten Hälfte des 19. Jahrhunderts verfuhr Präsident Félix Faure genauso. Wenn die Ammen in ihre Dörfer zurückkehrten, hatten sie genug Geld, um sich ein Haus zu leisten – von den Dorfbewohnern dann »Milchhaus« genannt. Unter dem Gesichtspunkt der emotionalen Bindung an die Eltern muss man die Kinderverschickung zu Ammen aufs Land äußerst kritisch sehen, doch vielleicht haben unsere Vorfahren damit, ohne es zu wissen, eine wichtige Methode zum Schutz vor Allergien entdeckt.

Ein deutsches Forscherteam hat in der Tat eine faszinierende Entdeckung gemacht. Die Forscher verglichen mehr als 1000 Kinder, die auf dem Bauernhof aufwuchsen, mit einer Gruppe von Stadtkindern. Stadt- und Bauernhofkinder leben in vollkommen unterschiedlichen Umgebungen. Auf dem Bauernhof kommen sie täglich mit Tieren wie Kühen, Schweinen und Hühnern in Kontakt, während das städtische Umfeld wesentlich steriler ist. Wie die Ergebnisse der Studie zeigen, entwickelten die Bauernhofkinder deutlich weniger Allergien als die Stadtkinder: Das Risiko der Bauernhofkinder, an Asthma zu erkranken, lag um 51 Prozent, und das allgemeine Risiko, eine Allergie zu entwickeln, lag um 76 Prozent unter dem der Stadtkinder. Das könnte daran liegen, dass Bauernhofkinder früh in Kontakt mit zahlreichen Mikroben kommen. Im ländlichen Umfeld gibt es eine deutlich größere Vielfalt an Pilzen, Bakterien und anderen Mikroorganismen, die sich demnach schon bei Kleinkindern positiv auf das Immunsystem auswirken. Und der frühe Kontakt mit Tieren schützt auch im Erwachsenenalter noch vor Allergien.

Der Hund, der beste Freund des Menschen

Zu ähnlichen Ergebnissen kommen Studien, die den Zusammenhang zwischen einem Familienhund und Asthma bei Kindern untersucht haben: Der Hund kann asthmatischen Erkrankungen vorbeugen. Die Mikroben, die natürlicherweise auf dem Hund leben, sind offenbar für die Abwehr des *Respiratorischen-Synzytial-Virus bedeutsam, das mit Asthmaanfällen bei Kindern in Zusammenhang gebracht wird. In wissenschaftlichen Studien wurden Mäuse Hausstaub aus Wohnungen ausgesetzt, in denen ein Hund lebt. Es zeigte sich, dass sie dadurch offensichtlich vor dem Virus geschützt waren. Ausgangspunkt der Studien war die empirische Beobachtung, dass Kinder mit Kontakt zu Hunden seltener an Asthma leiden. Der frühe Kontakt mit Hunden wirkt sich demnach positiv auf die Immunabwehr aus.*

Küssen und Allergien: »Je t'aime, moi non plus ...«

Allergien können durch Küsse ausgelöst werden. Wenn Sie allergisch auf Erdnüsse reagieren und Ihr Partner gerade welche gegessen hat, können Sie beim Küssen eine schwere Allergie entwickeln, da über den Speichel Erdnusspartikel übertragen werden. Die Allergie kann sich als einfacher Juckreiz, aber auch als lebensbedrohliches Quincke-Ödem äußern. Ein Szenario, das sich bereits bestens zum Krimistoff geeignet hat: »Der Kuss, der dich tötet«. Doch noch besteht Hoffnung, und ob! Wie der japanische Allergologe Hajime Kimata in seinen Arbeiten (Kimata 2006) festgestellt hat, schützt intensives Küssen vor Allergien. Er untersuchte dazu 24 Paare, bei denen ein Partner an einem leichten Ekzem litt, und bat sie, sich dreißig Minuten lang möglichst intensiv zu küssen. Unmittelbar vor und nach den dreißig Minuten nahm er ihnen Blut ab und maß bestimmte Antikörper (IGE), die für Allergien eine Rolle spielen. Wie die Studie zeigte, ging nicht nur das Ekzem der betroffenen Partner zurück, sondern es verringerte sich zudem das biologische Merkmal für die untersuchte Allergie im Blut.

*) Hautausschlag

Kapitel 5

Infektionskrankheiten: Wie wir uns und unsere Kinder schützen

»Unterschätzen Sie die kleinen Feinde nicht:
Einen Löwen können Sie sehen, ein Virus nicht.«

Unbekannt

Infektion, ein banaler Begriff, der uns allen bekannt ist. Bei einer Infektion dringen Mikroben in den Körper ein – Viren, Bakterien oder Pilze. Man nennt sie »pathogene« Erreger, weil sie Krankheiten verursachen können. Bei einer exogenen Infektion kommen die Keime von außen, bei einer endogenen produziert der Kranke die Keime selber, eine nosokomiale Infektion wird durch Krankenhauskeime hervorgerufen, und eine opportunistische macht sich eine geschwächte körperliche Verfassung zunutze. Allerdings entwickeln sich Infektionen grundsätzlich bevorzugt dann, wenn die Immunabwehr eines Menschen geschwächt ist. Man kann es mit einer Kriegsmetapher ausdrücken: Wenn Ihre Burg nicht gut geschützt ist, kann sie der Feind blitzschnell erstürmen. Ich möchte Infektionskrankheiten keineswegs verharmlosen, doch mit einigen vorbeugenden Maßnahmen können Sie die Abwehrkräfte Ihres Körpers stärken – und wenn Ihr Körper fit ist, kann er Angriffen naturgemäß besser widerstehen.

Die tägliche Hygiene: Das richtige Maß

Könnte es sein, dass Allergieerkrankungen so enorm zunehmen, weil wir es im Kindesalter mit Hygiene und Antibiotika
übertreiben? (Siehe voriges Kapitel.) Fördert die ultrasterile
Welt, in der wir leben, möglicherweise Autoimmun-, Entzün-
dungs- und Infektionskrankheiten?

Angewohnheiten, die man allzu leicht vergisst

Eine vernünftige Hygiene schützt zu jeder Jahreszeit davor,
dass sich keine unnötigen Infektionen entwickeln. Darum ist es
wichtig, sich im Alltag bestimmte Gewohnheiten zuzulegen. In
einem früheren Buch habe ich bereits auf einige Grundregeln
verwiesen, die wir heute leider vergessen haben, weil Hygiene
an unseren Schulen kaum mehr gelehrt wird, in der Ärzteaus-
bildung keine Rolle mehr spielt und Kindern von ihren Müttern nicht mehr beigebracht wird. Dabei ist die Hygiene so
wichtig! Ein paar Beispiele:

- Allein durch regelmäßiges Händewaschen vor dem Essen und nach dem Toilettengang kann man das Risiko von Atemwegs- und Magen-Darm-Infektionen um
  20 Prozent senken.
- Wenn man vor dem Spülvorgang den Toilettendeckel
  schließt, verhindert man, dass Keime durch Sprühwas-
  ser in die Lungen gelangen.

- Man sollte sein Kopfkissen regelmäßig erneuern. Schon nach zwei Jahren machen tote Milben und Milbenkot 10 Prozent des Kopfkissengewichts aus.

- Wenn man den Kühlschrank zweimal im Monat auswischt, können sich dort keine Mikroben entwickeln, die kalte, feuchte Umgebungen um 4 Grad Celsius bevorzugen – etwa die gefährlichen Listerien.

- Wenn man Fisch roh genießt, sollte man ihn vorher einfrieren, um den Parasit Anisakis zu vernichten, durch den es zum Darmdurchbruch kommen kann. Dasselbe gilt für Rindfleisch, das als Tatar zubereitet werden soll. So vermeidet man, sich einen Bandwurm zuzuziehen – unter dem jedes Jahr 100.000 Franzosen leiden.

- Man sollte auch wissen, dass sich manche Nahrungsmittel nicht lange halten, etwa Mett, Fisch oder frische Mayonnaise.

- Denken Sie daran, dass sich Ihr Abwaschschwamm schnell in eine gefährliche Dreckschleuder verwandeln kann. Wenn man den Schwamm vor dem Trocknen nicht regelmäßig in Javelwasser taucht, können sich dort Mikroben ansiedeln. Geschirrtücher sollte man möglichst bei 60 Grad Celsius waschen. Und man sollte sie nie verwenden, solange sie noch feucht sind.

- Auch in der Familie bekommt jeder sein eigenes Handtuch. Wenn man sein Handtuch weiterreicht, gibt man auch Mikroben weiter. Ebenso sollte man sein Handtuch nur verwenden, wenn es wieder trocken ist. Feuchte Handtücher gehören in die Wäsche. Sie sind nämlich ein idealer Nährboden für Mikroben. Vierundzwanzig Stunden reichen den Mikroben völlig, um sich zu vermehren. Die Folge: Wenn Sie sich gewaschen haben, breiten sich auf Ihrem Körper Mikrobenkolonien aus, die sich bevorzugt in Hautfalten entwickeln und Rötungen und Infektionen begünstigen. Waschlappen dürfen Sie nur einmal benutzen, dann gehören Sie in die Wäsche. Beim zweiten Gebrauch verteilen Sie den Schmutz sonst auf Ihrem Körper.

Händewaschen befreit von negativen Gefühlen

Händewaschen kann eine symbolisch-psychologische Bedeutung annehmen. Man kann sich dadurch von unangenehmen Gefühlen, Zweifeln und negativen Gedanken befreien. Das jedenfalls hat der Forscher Spike Lee aus den USA festgestellt, der Personen befragte, die sich gerade die Hände gewaschen hatten. Ich halte Händewaschen in jedem Fall für eine wirksame Hygienemaßnahme, die vor vielen Infektionskrankheiten schützt und verhindert, dass man andere möglicherweise ansteckt. Ja, man kann durch Händewaschen Mikroben und negative Gedanken loswerden. Ein Grund mehr also, die gesundheitsfördernde Alltagsmaßnahme nicht zu vergessen!

- Ich empfehle, die Bettwäsche mindestens einmal wöchentlich zu wechseln. Auch Ihre Zahnbürste sollten Sie regelmäßig austauschen, vor allem nach einer Grippe oder Angina. Sonst können Sie sich erneut anstecken und schleppen Infektionen unter Umständen endlos mit sich herum. Wenn Sie für Zahnbürsten nicht unnötig Geld ausgeben wollen, können Sie sie ohne Weiteres in den Geschirrspüler – mit üblichem Geschirrreiniger – stecken. Es ist wissenschaftlich bewiesen, dass alle Mikroben dadurch restlos beseitigt werden. Seinen Teller spült man schließlich auch jeden Tag, warum also nicht die Zahnbürste?

- Teller, die nicht sofort in die Spülmaschine wandern, sollten Sie mit einer leichten Chlorwasserlösung (Javelwasser) abspülen, damit sich auf ihnen keine Nährbrühe für Kulturen bildet, die man sich in der Küche nicht wünscht.

- Säubern Sie außerdem regelmäßig die Gummidichtungen Ihres Geschirrspülers mit Schwamm und Javelwasser. Hier können sich sonst Schimmelpilze bilden.

- Und selbstverständlich vergessen Sie nicht, Gegenstände des täglichen Gebrauchs wie Fernbedienungen, den Schalter Ihrer Nachttischlampe, Ihr Mobiltelefon, Ihre Brille oder die Rückseite Ihrer Armbanduhr regelmäßig zu reinigen. 92 Prozent aller Handys sind bekanntlich mit Mikroben übersät, von denen 16 Prozent Fäkalbakterien sind. Grund genug also, Ihr Handy regelmäßig zu reinigen und vielleicht besser nicht zu verleihen: So tauschen Sie keine Mikroben aus ... und entlasten zudem Ihre Handyrechnung.

Eine vernünftige Körperwäsche

Bei der täglichen Körperwäsche geht man immer von oben nach unten vor. Das hat einen einfachen Grund: Es ist besser, mit den saubereren Bereichen anzufangen und erst am Schluss die schmutzigeren Bereiche wie die Füße zu waschen, weil man so verhindert, dass mittels der Seife Keime von Füßen oder Gesäß ins Gesicht gelangen. Schließlich läuft ja auch das Wasser von oben nach unten. Um nun auf intimere Details zu sprechen zu kommen: Viele Scheidenentzündungen ließen sich vermeiden, wenn man beim Waschen des Genitalbereichs nicht vom After in Richtung Vagina und zurück wischt, sondern vom Anus zum Rücken hin. So können keine Mikroben vom After in Richtung Vagina wandern. Eigentlich logisch, sollte man meinen, aber ...

Drehen Sie die Tasse einfach um

Wenn Sie in einem schmuddeligen Café sitzen und sehen, wie der Kellner die Tassen zum Reinigen nur kurz unter einen dünnen Wasserstrahl hält, überkommt Sie wahrscheinlich ein Ekelgefühl – das völlig normal ist. Denn manche Krankheiten werden durch bloßen Kontakt übertragen. Den Mund an eine Tasse zu setzen, aus der gerade jemand mit Herpes oder einem Magen-Darm-Infekt getrunken hat, scheint da wenig ratsam. Doch im Zweifel kann eine einfache Maßnahme helfen, das Infektionsrisiko zu verringern: Fassen Sie die Tasse nicht rechts am Griff, sondern drehen Sie sie um, sodass der Griff nach links zeigt. Da man die Tasse gewöhnlich mit rechts hochnimmt, können Sie nun dort trinken, wo sonst keiner trinkt.

Schadet zu viel Hygiene der Hygiene?
Das richtige Maß

Zweifellos haben Fortschritte bei der Hygiene dazu beigetragen, dass Infektionen heute seltener und unsere Lebenserwartung höher ist. Doch manchmal ist das Bessere der Feind des Guten. Übermäßige Hygiene kann nämlich der Hygiene schaden. Es kommt darauf an, eine gesunde Mitte zwischen der Einhaltung hygienischer Grundregeln und pathologischen Sauberkeitsansprüchen zu finden. Ich möchte das an einem Beispiel verdeutlichen: Man darf die Vagina auf keinen Fall mit antiseptischen Produkten oder Seifen waschen. Sie zerstören das biologische Gleichgewicht der Scheidenflora und führen zum Gegenteil dessen, was man erreichen will: zu ständigen Scheidenentzündungen. Man sollte immer im Hinterkopf haben, dass die Vagina »selbstreinigend« ist. Man braucht für die Intimpflege keine speziellen Produkte. Genauso führt der unnötige und übermäßige Einsatz von Antibiotika zur Entwicklung resistenter Bakterienstämme und zur Zerstörung des mikrobiellen Gleichgewichts in der Darmflora. Eine gewisse Vorstellung von der mikrobiellen Ökologie zu haben ist hier hilfreich: Im menschlichen Körper siedeln Millionen von Keimen, die sich in einem stabilen Gleichgewicht befinden. Und wir tun gut daran, das fragile Gleichgewicht nach besten Kräften zu unterstützen.

Doch verschiedene Studien über den Zusammenhang zwischen bestimmten Mikroben und Asthma werfen in diesem Punkt neue Fragen auf. Das Beispiel Magengeschwür ist hier besonders eindrucksvoll. Als ich noch Medizinstudent war, galten Magengeschwüre, die zu gefährlichen Komplikationen wie Magendurchbruch, inneren Blutungen oder Bauchfellentzündung führen können, als psychosomatische Stresserkrankung. Unzählige Patienten mussten sich durch einen chirurgischen Eingriff den Magen entfernen lassen und konnten danach nur noch winzige Portionen zu sich nehmen. Dabei gab es eine viel schonendere Behandlungsmöglichkeit, von der aber damals niemand wusste. Erst Jahre später fand ein Forscher heraus, dass Magengeschwüre schlicht und einfach durch bestimmte Bakterien ausgelöst werden: *Helicobacter pylori*. Durch eine simple Antibiotika-Therapie kann man Magengeschwüre also wieder loswerden. Doch siehe da, neuere Forschungen haben Zweifel an dieser Behandlungsmethode gesät: *Helicobacter pylori* schützt nämlich ziemlich zuverlässig vor allergisch bedingtem Asthma, wie Studien jetzt zeigen.

Wenn wir die Ergebnisse dieser Studien betrachten, wird deutlich, wie komplex der Zusammenhang zwischen Hygiene, Immunsystem und Allergien ist: Um ein robustes Immunsystem aufzubauen, muss der Organismus von Anfang an mit unterschiedlichen Mikroben in Kontakt kommen, gleichzeitig müssen wir ihn vor hochgefährlichen, infektiösen Keimen schützen. Wo die Bekämpfung von Mikroben und Giften aufhört und wo die Gesundheit anfängt: Diese Grenze ist nicht leicht zu ziehen. Hinzu kommt, dass sich beispielsweise Botulinumtoxin, mit dem man Falten glättet oder bestimmte Krämpfe behandelt, unter Umständen zu einem tödlichen Gift entwickeln kann.

Niesen tut dem Körper gut

Wenn wir beim Niesen oder Husten die Hand vor den Mund halten, gelangen Viren auf unsere Hände. Reichen wir jemandem unmittelbar danach die Hand, können wir ihn leicht damit anstecken – dabei haben wir uns doch tadellos und nur höflich verhalten. Man sollte sich darum angewöhnen, in den Ärmel zu niesen oder zu husten oder ein Papiertaschentuch zu verwenden. Durch Niesen kann man Erkältungsviren bis zu 200 Kilometer weit übertragen. So können sich Viruserkrankungen rasant verbreiten.

Wenn jemand niest, wird das von seiner Umgebung meistens als schlechtes Zeichen gedeutet. »Gesundheit!«, »Pass auf dich auf!« oder »Nicht dass du krank wirst!«, sind gängige Reaktionen. Neuere Forschungsarbeiten belegen jedoch, dass Niesen die Gesundheit fördert, weil dadurch Mikroben aus den Nasenhöhlen herauskatapultiert werden. Dem Nasensekret, das unsere Atemluft von Bakterien, Viren und Umweltschmutzpartikeln reinigt, wird durch den explosionsartigen Luftstoß geradezu ein Peitschenhieb versetzt. Niesen ist also eine Art Belüftungs- und Reinigungssystem unserer Nase. Ha-

ben Sie darum keine Hemmungen, das gesundheitsfördernde
System auch zu aktivieren. Doch schleudern Sie Ihre Miasmen
in ein Taschentuch, und waschen Sie sich anschließend die
Hände.

Schmutz

Das Niesen in früheren Zeiten und anderen Kulturen

Weil man im Mittelalter beim Niesen fürchtete, dass der Teufel
durch den offenen Mund hereinfliegen könne, hielt man sich die
Hand schützend vor den Mund. Die mittelalterliche Sitte hat die
Jahrhunderte offensichtlich überdauert. Andere Kulturen deuten
das Niesen anders. In Japan etwa heißt es beim ersten Niesen,
jemand rede gut über einen, beim zweiten Niesen, jemand rede
schlecht über einen, und beim dritten, ein Verliebter rede über
einen ... danach hat man eine Erkältung.

Küsse als Impfstoff

Das Geheimnis des Speichels

Der Speichel, den man beim Küssen austauscht, besitzt besondere Kräfte, wie neue Forschungen zeigen. Er enthält ein Protein: SLPI. Der biologisch hochwirksame Speichelbestandteil
bekämpft Mikroben, Pilze und bestimmte Viren. Das könnte
auch erklären, warum AIDS nur extrem selten über den Mund
übertragen wird. SLPI unterstützt zudem die Gewebeheilung

und wirkt entzündungshemmend, wie US-Forscher herausfanden. Sie brachten das Wunderprotein auf die verletzte Haut von Mäusen auf. Schon nach 48 Stunden war die verletzte Haut verheilt. Das könnte auch erklären, warum sich viele Tiere das Fell lecken oder warum kleine Kinder ihre Eltern bitten, ihre Blessuren zu küssen, damit sie besser heilen. Küssen sorgt außerdem für vermehrten Speichelfluss, was nicht nur die Säureneutralisation verbessert und Zahnbelag und Karies entgegenwirkt, weil Nahrungspartikel beseitigt werden. Der Speichelfluss regt auch die Bildung des antibakteriellen Proteins an: Küssen ist also ein ausgezeichneter Schutz für Ihre Zähne.

Zeitweilige Treue wird belohnt

Die leidenschaftlichen Küsse, die die Anfänge einer Liebesbeziehung begleiten, verhindern durch den Speichelaustausch, dass künftige Mamas eines Tages eine gefährliche Viruserkrankung an ihr Baby weitergeben. Küssen macht nämlich immun gegen Zytomegalieviren. Das Virus fängt man sich beim Küssen ein. Allerdings bleibt die Erkrankung meistens unbemerkt, weil sie von allein und folgenlos heilt. Man fühlt sich höchstens ein bisschen müde, spürt ein wenig Gliederschmerzen und leichtes Fieber, was man am ehesten einem grippalen Infekt zuschreiben wird. Doch durch den Kontakt mit dem Virus wird die Frau dagegen immun. Der Schutz vor Zytomegalieviren ist wichtig, weil sie zwar für Erwachsene völlig harmlos sind, aber den Fötus schädigen können: Es kann zu schweren geistigen

Entwicklungsverzögerungen, Taubheit und Lebererkrankungen kommen. Die optimale Immunität wird ungefähr sechs Monate nach dem ersten Kuss erreicht. Aber es gibt einen kleinen Haken: Das Virus kommt in verschiedenen Stämmen vor, und die Frau ist nur gegen den geschützt, den ihr Partner anfänglich auf sie übertragen hat. Genauer gesagt, trägt jeder Mann einen anderen Virenstamm in sich. Eine Tatsache, die dafür spricht, sechs Monate vor Zeugung eines Babys treu zu sein. Allerdings gilt auch, dass eine Frau, die in ihrem Leben mit vielen Partnern leidenschaftliche Küsse ausgetauscht hat, gegen viele Virenstämme immun ist. Wie medizinische Fakten belegen, stärkt Küssen also durch den Speichelaustausch die Immunität.

Wie wir unsere Kinder besser schützen können

Stillen tut Kindern und Müttern gut

Werdende Mamas und Mütter, die meine Bücher kennen, wissen, dass es mir beim Thema Stillen überhaupt nicht um irgendwelche Schuldzuweisungen geht. Ob Sie stillen oder nicht, ist allein Ihre Entscheidung, und es steht Ihnen vollkommen frei, sich aus medizinischen oder persönlichen Gründen dagegen zu entscheiden. Ich möchte hier auf das Stillen zurückkommen, weil es – nicht nur für den Säugling – gesund ist. Normalerweise denkt man beim Stillen nur an die Vorteile für das Neugeborene und vergisst dabei, dass auch die Mutter da-

von profitiert. Stillen beugt auf erstaunliche Weise Krankheiten vor und fördert die Gesundheit: Es senkt nicht nur das Risiko, an Eileiter-, Gebärmutter- oder Brustkrebs zu erkranken,
sondern schützt auch vor Osteoporose. Norwegische Forscher
haben 5000 Frauen zwischen 50 und 94 Jahren über einen Zeit-
raum von 15 Jahren beobachtet und festgestellt, dass Frauen,
die gestillt haben, nur halb so oft einen Oberschenkelhals-
bruch erlitten wie Frauen, die nicht gestillt haben. Bei Müttern, die an Diabetes litten, führte Stillen zudem zu einem geringeren Insulinbedarf. Stillen trägt ferner, da es den Eisprung
hemmt, zu einem besseren Erhalt der Eierstöcke bei und kann
vermutlich sogar das Eintreten der Menopause hinauszögern
(siehe Kasten unten). Die Dauer der Stillzeit variiert je nach
Land und Kultur. In Frankreich legen Mütter ihre Kinder im
Durchschnitt zehn Wochen an die Brust, während afrikanische
Frauen bis zu zwei Jahren und Inuit sogar sieben Jahre stillen.
Was spricht dagegen, angesichts der zahlreichen positiven Wirkungen länger zu stillen? Und könnte man nicht auch ohne
Mutterschaft stillen? Was wäre, wenn Stillen zu einer eigenen
Form der Gesundheitsvorsorge und Gesundheitsförderung
würde? Man kann nämlich auch ohne vorhergehende Schwangerschaft stillen, was besonders für Adoptivmütter von Interesse sein dürfte oder für Frauen, die selbst nicht gebären können
und Leihmütter nutzen. Die beiden Schlüsselhormone Pro-
laktin und Oxytocin, die das Stillen in Gang bringen, können
auch ohne Schwangerschaft stimuliert werden. Denn ihre Produktion wird von der Hypophyse im Gehirn und nicht von den
Eierstöcken gesteuert. Der Milchfluss kann dann einfach durch

die Stimulierung der Brustwarze ausgelöst werden. Die Brustwarze, die der Säugling instinktiv stimuliert, kann man nämlich auch rein mechanisch und unabhängig von einer Schwangerschaft anregen. Ausreichend wäre hier schon eine zwölfmalige Stimulierung pro Tag, die ohne Weiteres eine Milchpumpe übernehmen könnte.

Man muss zum Thema Stillen wissen, dass die Milch einer Frau, die ein 18-monatiges Kleinkind stillt, genauso nahrhaft ist wie die der Mutter eines 3-monatigen Säuglings. Manche Studien lassen sogar vermuten, dass sie nahrhafter ist. Israelische Forscher haben die Milch von Frauen, die zwischen zwei und sechs Monaten stillten, mit der von Frauen verglichen, die zwischen zwölf und neununddreißig Monaten stillten. Der Fettgehalt der Milch betrug in der ersten Gruppe 7 Prozent und in der zweiten 11 Prozent. Ein Liter Milch der Frauen aus der ersten Gruppe enthielt 740 Kalorien, ein Liter der zweiten Gruppe aber 880 Kalorien. Der Kalorienverbrauch für die Frau, die die Milch produziert, liegt zwischen 740 und 880 Kalorien, was erheblich ist. Stillen verbessert nicht nur die Immunabwehr beim Säugling, sondern stärkt auch die künftige Gesundheit. Wie Studien zeigen, treten Allergien wie Heuschnupfen bei Kindern seltener auf, wenn sie mehr als sechs Monate gestillt wurden. Das Allergierisiko sinkt bei einer Stillzeit zwischen sechs und zwölf Monaten um 29 Prozent und bei einer Stillzeit von mehr als einem Jahr um 64 Prozent. Die Mutter kann durch eine längere Stillzeit dagegen ihr Risiko für Typ-2-Diabetes senken. Wie wissenschaftliche Studien zeigen, verringert sich das Risiko mit jedem weiteren Stilljahr um

15 Prozent. Anders gesagt: Nach zwei Jahren Stillzeit liegt das Risiko der Mutter, in ihrem restlichen Leben Diabetes zu entwickeln, um 30 Prozent niedriger. Das ist beeindruckend, wenn man bedenkt, wie häufig die Krankheit im Alter ist. Offensichtlich setzt das Stillen also bei Mutter und Kind eine positive Entwicklung in Gang. Hinzu kommt, dass stillende Mütter in den ersten sechs Monaten nach der Geburt schneller wieder abnehmen. Allerdings sollte man Mütter, die lange Zeit stillen, sorgsam überwachen und darauf achten, dass sie keine Mangelerscheinungen entwickeln. Sollte das der Fall sein, wird der Arzt die Ernährungsgewohnheiten überprüfen und gegebenenfalls die Einnahme von Nahrungsergänzungsmitteln verordnen.

Jedes Jahr erscheinen wieder neue Studien, die weitere positive Wirkungen vor allem durch lange Stillzeiten belegen. Stillen wird heute aus einer neuen medizinischen Sicht betrachtet: als Gesundheitsvorsorge und Gesundheitsförderung für Mütter und Kinder.

Was das Stillen ohne Mutterschaft betrifft, eröffnen sich der medizinischen Forschung hier ebenfalls neue Perspektiven. Wenn wir den Gedanken weiterführen, stellt sich unweigerlich die Frage, welche Vorteile etwa eine einjährige tägliche Laktation per Milchpumpe, ohne Mutterschaft, für eine Frau hätte? Bisher berühren wir hier sicherlich noch ein weitreichendes Tabu, doch es lohnt sich, darüber nachzudenken. Wie würde sich dies auf das Gewicht, das Diabetesrisiko oder gar auf gynäkologische Krebserkrankungen auswirken?

Wie man die Menopause hinausschiebt

Im Laufe des Lebens einer Frau geht die Zahl ihrer Oozyten (Eizellen – weibliche Geschlechtszellen, die die Fortpflanzung ermöglichen) Jahr für Jahr zurück; man sollte also gut mit ihnen haushalten. Im Durchschnitt tritt die Menopause im Alter von 50 Jahren ein, doch gibt es erhebliche individuelle Unterschiede (von 45 bis 55 Jahren). Mit der Menopause ist der Eizellenvorrat der Eierstöcke aufgebraucht. Die enorme Spannbreite von zehn Jahren beim Eintrittsalter der Menopause lässt sich durch zahlreiche Faktoren erklären. Dabei sollte der Eintritt der Menopause allerdings möglichst hinausgezögert werden, da damit verschiedene negative Faktoren einhergehen: ein erhöhtes Risiko für Herz-Kreislauf-Erkrankungen, ein höheres Osteoporose-Risiko sowie Hautprobleme, die allgemein mit einem schnelleren Alterungsprozess zusammenhängen. Es gibt auch ethnische Unterschiede: So sind japanische Frauen beim Eintritt der Menopause generell älter. Andere nicht genetische Faktoren hingegen kann man beeinflussen. In einer früheren Arbeit habe ich auf den Zusammenhang zwischen Cholesterinspiegel, Blutdruck, Rauchen und dem Eintrittsalter der Menopause hingewiesen. Durch die Veränderung bestimmter Parameter lässt sich die Menopause um bis zu sieben Jahre hinausschieben. Die Erklärung ist einfach: Die feinen Gefäße, die die Eierstöcke mit Blut versorgen, reagieren sensibel auf jede Beschädigung, die die Gewebedurchblutung behindert – und den Eizellenvorrat vorzeitig schrumpfen lässt.

Toxoplasmose

Die Toxoplasmose gehört zu den Zoonosen. Zoonosen sind Infektionen, die vom Tier auf den Menschen übertragen werden. Mögliche Krankheitsüberträger sind vor allem Katzen (die häufig infiziert sind, weil sie Mäuse fressen), aber auch Schafe (zu zwei Dritteln infiziert), Schweine (zu einem Viertel infiziert) und in geringerem Maße Rinder. Ob eine Katze infiziert ist oder nicht, kann man durch Labortests feststellen lassen. Die Untersuchung kann wichtig sein, da Katzen normalerweise keine Krankheitssymptome zeigen. Die Übertragung vom Tier auf den Menschen erfolgt entweder durch den engen Kontakt mit Katzen oder den Genuss von rohem oder unzureichend gegartem Fleisch. Für Erwachsene stellt die Krankheit keine Gefahr dar. Sie ähnelt einem grippalen Infekt mit leicht erhöhter Temperatur, Gliederschmerzen, Müdigkeit und manchmal geschwollenen Lymphknoten. Auch ohne Behandlung ist die Sache in einer Woche überstanden. In manchen Fällen verläuft die Krankheit auch symptomfrei und daher unbemerkt. Gefährlich ist die Infektion nur für Schwangere. Infiziert sich eine werdende Mutter mit Toxoplasmose, besteht die Gefahr, dass der Fötus eine konnatale Toxoplasmose entwickelt, die zu schweren Schäden an Gehirn oder Augen – bis hin zur Erblindung – führen kann. Wenn der Bluttest auf Toxoplasmose bei einer schwangeren Frau negativ ausfällt, muss sie sich regelmäßigen Blutuntersuchungen unterziehen und bestimmte Regeln befolgen:

- sich von Katzen fernhalten
- kein Lamm- oder Hammelfleisch verzehren
- nur durchgegartes Fleisch verzehren
- Obst und Rohkost, auch Fertigsalate sorgfältig waschen
- keine Boden- oder Gartenarbeiten ausführen.

Wenn eine Frau durch den einfachen Bluttest erfährt, dass sie sich bisher noch nicht mit Toxoplasmose infiziert hat, sollte sie sich – sofern sie verhütet oder mit Sicherheit nicht schwanger ist -, bewusst der Ansteckungsgefahr aussetzen, indem sie etwa mit Katzen spielt oder rosarotes Lammfleisch isst. Denn durch die Infektion mit dieser harmlosen Krankheit kann sie schon jetzt ihr künftiges Kind schützen, sollte sie eines Tages schwanger werden wollen. Leider wird der Bluttest auf Toxoplasmose meistens erst zu Beginn einer Schwangerschaft vorgenommen, und dann muss man sich vor einer Ansteckung in Acht nehmen, so gut man nur kann.

Doch nicht ganz so unwichtige Organe

Mandeln, Blinddarm und Co.

Es stimmt: Man kann ohne sie leben. Das Argument hört man häufig, wenn Blinddarm oder Mandeln herausgenommen werden sollen. Manchmal hat man natürlich keine Wahl, und die Organe müssen chirurgisch entfernt werden, weil sie entzündet und daher eine Gefahr für die Gesundheit sind. Doch auch hier hat sich einiges getan. Heute wägen die Ärzte das Für und Wider sorgfältig ab, bevor sie einen Patienten unters Messer legen. Große Fortschritte bei bildgebenden Verfahren und Ultraschall verhindern inzwischen unnötige Blinddarmoperationen, und die medikamentöse Behandlung hat der Mandeloperation, die früher bei der kleinsten Angina Routine war, längst den Rang abgelaufen.

Heute weiß man nämlich, dass diese Organe eine wichtige Rolle beim Kampf des Körpers gegen Infektionskrankheiten spielen. Die Mandeln sind Teil der Immunabwehr. Sie liegen am Eingang von Luft- und Speiseröhre und bilden den Vorposten im Kampf gegen die Mikroben. Wenn sie entfernt werden, können andere Körperteile wie Lymphknoten oder Rückenmark natürlich weiterhin Abwehrzellen produzieren.

In Frankreich ist die Zahl der Blinddarmoperationen in den letzten 20 Jahren von 300000 auf 83000 zurückgegangen. Dazu hat zweierlei beigetragen. Die besseren diagnostischen Methoden und neue Erkenntnisse hinsichtlich der Funktion des Organs, das früher als überflüssiges Anhängsel galt. Wie die Forschung zeigen konnte, hält der Blinddarm nicht nur nützliche Bakterien bereit, die den Darm nach einer schweren Durchfallerkrankung neu besiedeln können, sondern er trägt auch zur Produktion von Abwehrzellen bei, die vor Infektionen schützen. Das US-Forscherteam um Rodney Manson erprobt bei Blinddarmentzündungen momentan eine Antibiotika-Therapie und geht so in der Behandlung neue Wege.

Die sinnvolle Funktion der Körperbehaarung

In unserer Gesellschaft hat die Körperbehaarung heute einen schweren Stand. Männer tragen immer seltener Bart oder Schnurrbart, und die meisten Frauen rücken jedem Körperhaar zu Leibe: mit Enthaarungscremes, dauerhafter oder endgültiger Haarentfernung, Laser- und Wachsbehandlungen. Wie wissenschaftliche Forschungen jedoch zeigen, kann sich die Körperbehaarung – auch heute noch – als ungeahnt nützlich erweisen: Sie hilft nämlich gegen Parasiten wie Wanzen, weil sie deren Fortbewegung auf der Haut erschwert: Die Tierchen werden so schneller entdeckt und können flugs verscheucht werden. Vielleicht ist der Mensch ja deshalb der Einzige unter den Primaten, der von Flöhen befallen wird.

Ein heilender Blick

Viele Menschen haben Angst, mit Kranken in Berührung zu kommen. Sie fürchten sich vor Ansteckung und Krankheit und halten darum Abstand. Und als Arzt habe ich mich oft gewundert: Wieso stecken sich Ärzte und Krankenschwestern, die ja dauernd Kontakt mit Kranken haben, nicht ständig an? Die regelmäßige Impfung gegen Grippe, Hepatitis und andere Krankheiten kann das nicht wirklich erklären. Die aktuelle Studie eines brillanten kanadischen Forschungsteams räumt nun mit Vorurteilen auf.

Der Anblick Kranker bringt das Immunsystem in Schwung

Wie die Forscher herausfanden, wurde das Immunsystem der Probanden gestärkt, wenn sie zehn Minuten lang unerfreuliche Bilder von Kranken anschauten. Sie zeigten den Probanden dazu Darstellungen von Menschen, die an schweren Infektionskrankheiten mit Hustenauswurf, dickflüssigem Nasensekret, eitrigen Bläschen, Pusteln und anderen deutlichen Infektionsanzeichen litten. Anschließend nahmen sie ihnen Blut ab und setzten es infektiösen Substanzen aus. Wie die Analysen ergaben, hatten die Probanden, die die Fotos betrachtet hatten, nicht nur mehr weiße Blutkörperchen, sondern auch um ein Viertel mehr Zytokine gebildet, die für die Qualität der Immunabwehr bedeutsam sind.

Ihr Immunsystem war also stimuliert worden und reagierte effektiver auf die infektiösen Substanzen. Einige Forscher stellten allerdings die These auf, dass das Immunsystem lediglich durch die Stimulation selbst und unabhängig davon, wie es stimuliert wird, in Schwung kommt. Sie zeigten daher Probanden bedrohliche Fotos von bewaffneten Männern. Die Ergebnisse ließen jedoch keinen signifikanten Unterschied in der Immunabwehr erkennen. Vielleicht trägt die beeindruckende Studie ja dazu bei, das Verhalten all jener zu ändern, die kranke Menschen wie die Pest fliehen.

Kapitel 6

Wissenswerte Erste-Hilfe- und Selbsthilfe-Maßnahmen

»Die wahre Freiheit besteht darin,
dass man alles über sich selbst vermag.«

Montaigne

Viele Leiden lassen sich einfach manuell behandeln und heilen – vollkommen ohne Chemie: Dazu werden mithilfe der Hände bestimmte Körperpunkte aktiviert und so physiologische Reaktionen ausgelöst. Über das Thema der manuellen Behandlung machte ich mir erstmals Gedanken, als ich mich mit der Kardiologie beschäftigte. Obwohl diese stark wissenschaftlich geprägt ist, werden Herzpatienten manchmal nur mit den bloßen Händen behandelt: Bei der Herzmassage etwa drückt man regelmäßig auf eine bestimmte Stelle am Brustkorb und kann damit Menschen wiederbeleben. Selbst durch Fingerdruck kann man Herzleiden behandeln. Das habe ich zum ersten Mal als Medizinstudent bei einem 16-jährigen Jungen erlebt, der an paroxysmaler Tachykardie litt. Bei dieser Herzrhythmusstörung kommt es anfallsartig zu einem stark beschleunigten Herzschlag. Während das Herz normalerweise 70 bis 80 Mal pro Minute schlägt, kann es dann bis zu 250 Mal schlagen. Der Junge war kreidebleich, schweißnass und fühlte sich dem Tode nah. Doch als der Notarzt mit den Fingern einen bestimmten Punkt am Hals des Jungen massierte, machte es schon nach wenigen Sekunden klick, als hätte man einen Schalter umgelegt, und das Herz kehrte zum normalen Rhythmus zurück. Das Gesicht des Jungen nahm Farbe an, und er fühlte sich wieder vollkommen gesund. Der Notarzt hatte durch Drücken eines Körperpunktes eine physiologische Reaktion ausgelöst. Doch nicht nur in der Kardiologie gibt es bestimmte Körperpunkte, die man stimulieren kann, um Heilungsprozesse zu unterstützen. Lernen Sie darum, wie Sie sich nach Möglichkeit selbst helfen können, ohne zum Arzt oder Apotheker zu gehen.

Erste-Hilfe-Maßnahmen

Herzstillstand und Herzbeschwerden

50.000 Franzosen sterben jedes Jahr an einem Herzstillstand. Dennoch sind leider nur wenige Menschen mit der Herzmassage vertraut: Nicht einmal 20 Prozent der Zeugen eines Herzstillstands wenden sie an. Ich vertrete den Grundsatz, dass jede Herzmassage, die ein Laie ausführt, besser ist als gar keine. Denn Nichtstun hilft dem Opfer nicht. Sollten Sie also eines Tages in solch eine Situation kommen – dies sind die grundlegenden Schritte für eine Herzmassage:

- Vergewissern Sie sich, dass der Patient leblos ist.
- Rufen Sie den Notarzt (112/110).

- Lagern Sie den Patienten auf einer ebenen Fläche. Legen Sie beide Hände übereinander auf die Mitte des Brustkorbs, und halten Sie dabei beide Arme gestreckt.

- Drücken Sie ungefähr hundert Mal pro Minute. Setzen Sie dabei Ihr ganzes Körpergewicht ein, und drücken Sie den Brustkorb mehrere Zentimeter tief ein.

- Entlasten Sie nach jedem Druck den Brustkorb, und machen Sie so lange weiter, bis der Notarzt eintrifft.

Es gibt keinen Grund, mit der Herzmassage nicht möglichst lange fortzufahren. Als Minister Jean-Pierre Chevènement 1998 im Operationssaal einen Herzstillstand erlitt, wurde sein Herz 57 Minuten lang massiert. Nach fast einer Stunde Herzmassage fing sein Herz wieder an zu schlagen, und der Minister konnte das Krankenhaus wenige Tage später gesund verlassen.

Ebenfalls erwähnen möchte ich den präkordialen Faustschlag. Damit kann man das Herz nach einem Herz- und Atemstillstand wieder in Gang bringen. Man schlägt dazu einmal kräftig auf das Brustbein des Patienten: Die Wirkung ist ähnlich wie bei einem leichten Elektroschock. Man nennt den Faustschlag darum auch »Elektroschock der Armen«. Wie die Praxis zeigt, fängt das Herz in einem Viertel der Fälle wieder an zu schlagen, wenn der Faustschlag unmittelbar nach dem Herzstillstand ausgeführt wird. Zeugen einer solchen Wiederbelebung können es oft kaum fassen, dass ein Arzt einen Patienten derart gewaltsam schlägt.

Eingangs habe ich von Herzleiden wie der paroxysmalen Tachykardie gesprochen, die man durch Fingerdruck auf bestimmte Körperpunkte behandeln kann. Wenn man verstehen will, wie solche Behandlungsmethoden funktionieren, kommt man ohne einen gewissen medizinischen Hintergrund nicht aus: Im Körper gibt es einen Nerv, den Vagusnerv, der wie eine Bremse dafür sorgt, dass unser Herz nicht zu schnell schlägt. Wenn der Arzt diesen Nerv nun stimuliert, drückt er auf das Bremspedal, und das Herz kehrt zu seinem normalen Rhythmus zurück.

Der Vagusnerv kann durch verschiedene Methoden stimuliert werden. Die einseitige 20-sekündige Massage der Halsschlagader darf man nur bei jungen Menschen ausführen, deren Gefäße noch frei von Ablagerungen sind. Dieselbe Wirkung hat auch ein leichter, 30 Sekunden langer Druck auf die Augäpfel, welcher allerdings für Menschen mit Netzhautablösung, Glaukom, Kurzsichtigkeit und Kontaktlinsen oder nach chirurgischen Eingriffen am Auge ungeeignet ist. Es ist übrigens wissenschaftlich belegt, dass die Herzfrequenz sinkt, wenn man sich die Augen reibt. Doch es gibt noch weitere Methoden, um den Vagusnerv zu stimulieren: beispielsweise mit dem Finger das Zäpfchen im Gaumen zu berühren und einen Brechreiz auszulösen oder – vielleicht nicht ganz so unangenehm – ein Glas eiskaltes Wasser in wenigen Zügen auszutrinken.

Andererseits kann es durch eine Überstimulation des Vagusnervs zu einer sogenannten vagovagalen Synkope kommen: einer kurzen Ohnmacht, die durch die mangelnde Blutversorgung und den daraus resultierenden Sauerstoffmangel im Gehirn hervorgerufen wird. Die Herzfrequenz sinkt rapide, und der Blutdruck sackt ab. Der Betroffene wird bleich und bricht zusammen. Während Sie auf den Notarzt warten, sollten Sie die Beine des Betroffenen am besten im 90-Grad-Winkel lagern, damit das Gehirn besser mit Blut versorgt wird.

Im »falschen Hals«

Am häufigsten bekommen Kinder und ältere Leute etwas in den »falschen Hals«: Beim Essen nimmt ein Fremdkörper, etwa ein Knöchelchen oder ein Kern, nicht den normalen Weg in Richtung Magen, sondern gerät in die Luftröhre. Meistens kann man den Fremdkörper durch kräftiges Husten wieder ausspucken. Doch manchmal hilft kein Husten, und der Betroffene droht zu ersticken. Der Fremdkörper blockiert die Luftröhre, sodass man keine Luft mehr bekommt.

Wenn jemand zu ersticken droht, gilt es, keine Zeit zu verlieren. Denn der Notarzt kommt voraussichtlich zu spät. Als Erstes sollte man sich dann neben den Betroffenen stellen, der den Oberkörper nach vorne neigt, und ihm mehrmals kräftig auf den Rücken schlagen. Doch manchmal hilft das noch nicht. Der Betroffene bekommt immer noch keine Luft und gibt keinen Ton von sich. Er hustet auch nicht mehr. In diesem Fall stellen Sie sich hinter die Person und setzen einen Fuß zwischen ihre Füße. Nun umfassen Sie die Person mit beiden Armen, platzieren eine Faust direkt unter dem Brustbein in der Magengrube, greifen dann mit der anderen Hand die Faust und ziehen mehrmals ruckartig und kräftig zu sich hin und nach oben (J-förmige Bewegung). Wenn jemand durch einen Fremdkörper im Hals zu ersticken droht, kann schon ein einzelner Helfer diesen sogenannten Heimlich-Handgriff ausführen. Bei Schwangeren und Säuglingen kann man diese Maßnahme allerdings nicht ergreifen. Hier gibt es andere Methoden. Ergänzen möchte ich außerdem, dass man niemals jemanden kopfüber an den Beinen halten oder versuchen darf, jemandem den Finger in den Mund zu stecken, um ein Erbrechen herbeizuführen. (Dabei besteht die Gefahr, gleichzeitig einzuatmen und zu erbrechen.)

So stillen Sie harmlose und weniger harmlose Blutungen

Normales Nasenbluten lässt sich einfach durch Fingerdruck stillen. Zunächst setzt man sich auf einen Stuhl oder den Boden. Dann schnäuzt man sich gründlich die Nase, um eventuelle Blutgerinnsel zu entfernen. Nun neigt man den Kopf nach vorn – so kann kein Blut in den Hals geraten und Erbrechen auslösen. Jetzt muss man die Nasenflügel nur noch zehn Minuten lang mit Daumen und Zeigefinger fest zusammendrücken, ohne abzusetzen: Die Blutgerinnung setzt ein, und die Blutung wird gestoppt. Wenn nur ein Nasenloch blutet, reicht es selbstverständlich, nur die betroffene Seite zuzudrücken.

Manchmal können die Finger sogar Leben retten: Wenn man eine lebensgefährliche Blutung stillt, solange der Notarzt noch nicht da ist. Etwa bei einem Unfall, bei dem es zur Verletzung der Gliedmaßen mit schweren Blutungen gekommen ist.

Der rettende Handgriff ist kinderleicht. Man muss nichts weiter tun, als mit den Fingern oder der ganzen Hand pausenlos auf die Wunde zu drücken, sodass der Blutfluss gestoppt wird, bis die Rettungskräfte eintreffen. Aus hygienischen Gründen sollte man dabei möglichst ein Tuch zwischen Hand und Wunde legen. Leider sterben Unfallopfer oft, während die Umstehenden ohnmächtig zuschauen. Dann gibt es noch andere gefährliche Blutungen: Blutungen aus Krampfadern an den Beinen. Dabei kann es zu einem lebensgefährlichen Blutsturz kommen. Um die Blutung bis zum Eintreffen der Rettungskräfte zu stillen, legt man den Betroffenen auf den Rücken, lagert seine Beine im 90-Grad-Winkel und drückt mit der Hand auf die Stelle, aus der das Blut quillt.

Der Hals-Nasen-Ohren-Bereich

Zahnfleischmassage: Das Zahnfleisch ist die natürliche Grundlage schöner Zähne

Nur wenn das Zahnfleisch gesund ist, können auch die Zähne in gutem Zustand sein. Regelmäßiges Zähneputzen nach den Mahlzeiten versteht sich heute von selbst. Doch durch die tägliche Zahnfleischpflege können Sie den Zustand Ihrer Zähne noch weiter verbessern. Wenn Sie das Zahnfleisch sanft mit Daumen und Zeigefinger massieren, fördern Sie die Mund- und Zahngesundheit: Die Massage regt die Mikrodurchblutung des Zahnfleischs an, was sich in empfindlichen oder schmerzhaften Bereichen besonders vorteilhaft bemerkbar macht. Diese einfache, tägliche Maßnahme kann die Stabilität Ihrer Zähne beträchtlich verbessern. Wenn Sie im Urlaub sind – und im Meer baden gehen, können Sie das Zahnfleisch auch mit Meerwasser massieren, das noch dazu antiseptisch wirkt.

Eine freie Nase

Wenn die Nase verstopft ist, verliert das Leben an Intensität, weil alle angenehmen Empfindungen fehlen, die mit dem Geruchssinn zusammenhängen. Weil kaum Luft in die Nasenhöhlen gelangt, atmet man schwer und fühlt sich müde. Manchmal leidet man auch unter Appetitmangel oder empfindet seinen Partner als sexuell weniger attraktiv. Die Nase hat zudem die Aufgabe, die Luft, die in unsere Lungen strömt, zu reinigen, zu befeuchten und zu wärmen.

In diesem Zusammenhang muss man wissen, dass es einen Nasenzyklus gibt. Durchschnittlich alle drei Stunden schwillt die eine Nasenhöhle an, als wolle sie sich ausruhen. Dann schwillt die andere an und so weiter. Wir atmen also eigentlich immer nur durch ein Nasenloch. Die Zyklusdauer kann je nach Person zwischen einer und fünf Stunden variieren. Mit dem Nasenzyklus einher geht eine Gefäßverengung beziehungsweise Gefäßerweiterung der Nasenäderchen: Die Nasenschleimhautgefäße erhalten dabei von den Sympathikusnerven entsprechende Reize, die eine Verengung der Gefäße hervorrufen.

Schon mit einer einfachen Maßnahme können Sie eine verstopfte Nase wieder freibekommen: Drücken Sie dazu dreißig Sekunden lang mit dem Daumen auf den Punkt zwischen den Augenbrauen, und pressen Sie gleichzeitig die Zunge gegen den Gaumen. Die Wirkung spüren Sie sofort: Ihre Nase fühlt sich wieder angenehm frei an. Anatomisch gesehen stimulieren Sie damit bestimmte Punkte des Sympathikusnervs (unter anderen im Keilbein-Gaumenbein-Knoten), was zu einer Gefäßverengung in der Nase und somit zu einer freien Nase führt. Man produziert sozusagen natürliche Nasentropfen, die die Nase ganz ohne Nebenwirkungen befreien – was man von herkömmlichen Nasentropfen nicht behaupten kann.

Unter bestimmten Umständen hat man auch von Natur aus plötzlich eine verstopfte oder freie Nase. Bei anstrengenden Tätigkeiten wie Joggen etwa wird die Nase auf angenehme Art frei. Beim Sexualverkehr dagegen verlegen sich die Nasenhöhlen; besonders ausgeprägt ist dies bei Männern, die Medikamente wie Viagra nehmen.

Wichtig ist, dass die Nase immer gut befeuchtet ist, weil trockene Luft Nasenbluten hervorrufen kann. Probieren Sie einmal folgende kleine Maßnahme aus, mit der sich Ihre Nase bestimmt wunderbar anfühlen wird. Stecken Sie vor dem Schlafengehen in jedes Nasenloch einen wassergetränkten Wattebausch, und ziehen Sie ihn nach zwei Minuten wieder heraus. Das fühlt sich angenehm an, und manche Fachleute sagen sogar, dass es gegen Schnarchen hilft.

Auch wenn Sie im Sommer aus dem Wasser kommen und Ohren oder Nase voller Wasser sind, schafft eine einfache Maßnahme Abhilfe. Bei Wasser in der Nase hilft selbstverständlich Naseputzen. Bei Wasser in den Ohren neigen Sie den Kopf seitlich und ein wenig nach vorn, sodass das Wasser auf natürliche Weise abfließen kann.

Kampf den trockenen Augen

Beinah ein Drittel der Bevölkerung leidet unter trockenen Augen. Dafür gibt es verschiedene Ursachen: die Luftverschmutzung in unseren Städten, Zigarettenrauch, Staub, Bildschirmarbeit oder das Alter. Mit dem Alter und besonders nach der Menopause produzieren die Tränendrüsen nicht mehr genug Tränenflüssigkeit. Trockene Augen sind unangenehm: Viele Betroffene klagen über ein Gefühl wie Sand in den Augen, über brennende, juckende oder besonders kälte- und lichtempfindliche Augen. Das häufigste Symptom ist, dass sich die Augen müde anfühlen. Das ist keineswegs harmlos, weil man sich auf diese Weise insgesamt müde fühlt. Nach einem langen Tag brennen am Abend die Augen, man möchte sie nur noch schließen und endlich ins Bett gehen. Doch auch wenn man tagsüber topfit und wach ist, signalisieren trockene Augen dem Gehirn, dass man müde ist.

Trockene Augen muss man daher behandeln. Die Augen werden durch die Meibom-Drüsen an den Augenlidern befeuchtet. Sie sondern eine ölige Substanz ab, um die Augen vor äußeren Einflüssen zu schützen. Im Laufe des Lebens wird das Öl dickflüssiger und kann schließlich nur noch schwer aus den Drüsen austreten. Es kommt zu trockenen Augen.

Doch es gibt eine einfache, wirksame Methode, um die Augen zu entlasten: Wenn Sie Ihre Augenlider erwärmen und massieren, wird das Öl flüssiger und kann besser austreten. Zum Erwärmen empfehle ich warme Waschlappen oder Kompressen, die Sie zehn Minuten auf die Augenlider legen. Achten Sie darauf, die Temperatur vor dem Auflegen am Handrücken zu prüfen. Wenn die Lider erwärmt sind, genügt schon eine sanfte, kreisförmige Massage mit den Fingern, um das Öl austreten und die Augen befeuchten zu lassen. Doch Achtung: Vor der Massage müssen Sie sich unbedingt die Hände waschen. Am besten wiederholen Sie die kleine Behandlung ein bis zwei Mal täglich, bis die Symptome verschwinden. Wenn das allerdings nicht hilft, sollten Sie einen Augenarzt aufsuchen. Er kann Ihnen verschiedene Augentropfen verschreiben, die Sie mehrmals täglich nehmen. Wechseln Sie außerdem mindestens einmal wöchentlich den Kopfkissenbezug. Damit verbessern Sie die hygienischen Bedingungen – besonders für die Augenlider.

Hinweisen möchte ich zudem auf eine japanische Studie, die kürzlich die Wirkung von Koffein und Teein auf die Tränenproduktion belegt hat. Wie die japanischen Forscher herausfanden, treten trockene Augen signifikant seltener auf, wenn man täglich vier Tassen Kaffee oder zehn Tassen Tee trinkt. Anlass für ihre Studie war die Beobachtung, dass Menschen, die viel trinken, seltener an trockenen Augen leiden.

Alltagsbeschwerden

Schluckauf

Ein Schluckauf stellt sich gern nach einer reichlichen oder hastig verschlungenen Mahlzeit, nach einem Lach- oder Hustenanfall oder nach dem Rauchen ein. Ein gelegentlicher Schluckauf ist dabei vollkommen harmlos; anders sieht es allerdings aus, wenn man ständig oder anhaltend an Schluckauf leidet. In diesem Fall sollte man den Arzt aufsuchen. Um einen Schluckauf wieder loszuwerden, gibt es verschiedene Methoden, und jeder muss für sich die Methode finden, die ihm am besten hilft. Man sollte die Methoden also kennen und ausprobieren. Die einfachste und bekannteste Methode ist, ein großes Glas Wasser zu trinken. Sie können aber auch die Methode nach Van Wiljick ausprobieren: Strecken Sie zehn Sekunden lang die Brust heraus, und schieben Sie die Schulterblätter zueinander, indem Sie die Schultern nach hinten ziehen. Oder Sie spielen mit dem Atemrhythmus: Halten Sie kurz die Luft an, oder atmen Sie langsam und tief ein und aus. Wenn ich Ihnen von der wissenschaftlichen Studie von Majed Odeh erzähle, werden Sie möglicherweise lachen. Er hat jemanden, der auf kein Medikament und keine klassischen Maßnahmen ansprach, mit einer verblüffenden Methode vom Schluckauf befreit: mit einer rektalen Fingermassage. Er ging dabei von der These aus, dass man einen Schluckauf zum Stoppen bringen kann, wenn man bestimmte Nervenfasern im Rektum reizt. Natürlich empfiehlt sich die Methode nur bei einem wirklich widerspenstigen Schluckauf, der auf keine andere Behandlungsmethode reagiert.

Seitenstiche: Dort drücken, wo es wehtut

An Seitenstichen leiden besonders Amateursportler, manchmal aber auch Profis. Der stechende Schmerz tritt meistens in Rippennähe auf, kann aber auch Schlüsselbein, Darm oder Magen betreffen. Man kann Seitenstichen vorbeugen, indem man die sportliche Anstrengung nur langsam steigert, ausreichend trinkt und keinen Sport treibt, solange der Magen noch verdaut. Doch auch wenn die Seitenstiche einmal da sind, kann man sie durch kleine Tricks wieder zum Verschwinden bringen. Schon der einfache Druck auf die schmerzende Stelle wirkt meistens Wunder. Sollte das nicht helfen, beugt man sich nach vorn und atmet tief aus. Die Seitenstiche werden auf der Stelle verschwinden.

Richtig spucken

Aus kulturellen Gründen oder aus Schamgefühl fällt es den meisten Menschen schwer zu spucken. Das ist normalerweise auch überhaupt kein Problem. Doch wenn sich zu viel Bronchialsekret im Organismus ansammelt, kann es zu ständigem schleimigem Husten kommen. Die Betroffenen nehmen dann manchmal Hustensäfte oder Antibiotika. Dabei könnte richtiges Spucken das Problem schnell lösen. Eine sehr nützliche Spucktechnik nennt sich gezielte Expektoration. Dazu atmet man zunächst so tief wie möglich ein. Am besten übt man gleich, mehrmals hintereinander tief einzuatmen, um die Vitalkapazität zu erhöhen. Hat man dann tief eingeatmet, stößt man die Luft durch kräftiges Anspannen der Bauchmuskeln wieder aus und spuckt dabei möglichst kraftvoll. Wenn man dies öfter übt, lernt man schließlich, seine Lungen durch richtiges Spucken effektiv zu reinigen. Damit Sie ohne falsche Hemmungen spucken können, suchen Sie sich am besten einen Ort, an dem Sie ungestört sind. Sie erzielen mit diesem kleinen Trick ein fantastisches Ergebnis: Ihre Lungen werden frei, und Sie können wieder gut und tief atmen.

Seekrankheit

Viele unter uns sind vermutlich schon einmal seekrank geworden und haben sich damit um ein schönes Erlebnis gebracht. Dabei kann man dem unangenehmen Gefühl mit einer einfachen Übung entgegenwirken. Legen Sie sich – nahe einer Wand – auf den Rücken. Lehnen Sie Ihre Beine nun zehn Minuten senkrecht an die Wand. Die Linderung werden Sie sofort spüren. Wenn Sie dann wieder aufstehen, sollten Sie die Augen nicht schließen, sondern einen möglichst entfernten Punkt am Horizont fixieren, ohne dabei auf die Wellen zu schauen. Und schon können Sie die Schifffahrt in vollen Zügen genießen.

Vom Luftschlucken bis zum verdorbenen Magen:
Zwei Finger helfen

Wenn der Magen spannt und drückt, fühlt man sich schnell unwohl. Das Gefühl entsteht gern, wenn man beim Essen zu viel Luft geschluckt hat. Man isst zu schnell, redet, trinkt kohlensäurehaltige Getränke und achtet nicht auf den Luftdruck im Magen. Schließlich hat man das Gefühl, man habe zu viel gegessen: Es stellt sich ein unangenehmes Völlegefühl ein, das man erst nach Stunden wieder los wird. In einem anderen Fall spricht man von einem verdorbenen Magen. Dann kann der Magen die Unmengen an Nahrung, die man zu sich genommen hat, nicht mehr verarbeiten. Das ist nicht zu verwechseln mit einer Lebensmittelvergiftung, die mit Durchfall oder auch mit Erbrechen und Fieber einhergehen kann. Bei einem verdorbenen Magen hat man einfach übermäßig gegessen: zu viel, zu fett oder zu alkoholselig, zu viel Fleisch, Kuchen oder Saucen. Zu den Begleiterscheinungen zählen starkes Magendrücken, Übelkeit, unter Umständen Unwohlsein, Kopfschmerzen und in jedem Fall mangelnder Appetit.

Doch egal, ob es sich um zu viel Luft im Magen oder einen verdorbenen Magen handelt: mithilfe eines einfachen Handgriffs entweicht die überschüssige Luft wieder aus dem Magen. Man führt einfach zwei Finger so in den Hals, dass die überschüssige Luft entweicht, es aber nicht zum Erbrechen kommt. Die Maßnahme wirkt sofort. Die Übelkeit ist wie weggeblasen, und Sie müssen sich nicht mühsam und schwer atmend über den restlichen Tag oder die Nacht retten.

Krämpfe

Ich spreche hier lediglich von den harmlosen Wadenkrämpfen, die ab und zu aus heiterem Himmel auftreten. Bei einem Krampf kommt es – plötzlich und unwillentlich – zu einer teilweisen oder vollständigen Anspannung eines Muskels. Wiederholt auftretende Krämpfe oder Krämpfe an anderen Körperteilen muss man ärztlich abklären lassen. Krämpfe werden durch bestimmte Faktoren begünstigt: Flüssigkeitsmangel, Alkohol, Rauchen oder Kälte. Schon durch einfache Maßnahmen kann man die Muskeln wieder entkrampfen. So verschwindet der Krampf, wenn man einfach nur geht. Ein paar Schritte helfen enorm. Oder der Muskel entspannt sich sofort, wenn man den großen Zeh vorsichtig nach vorn zieht und den Muskel so dehnt.

Vorzeitiger Samenerguss

Viele Männer leiden an vorzeitigem Samenerguss, an einem Problem also, das ihr Leben und das ihrer Partnerin stark beeinträchtigen kann. Von vorzeitigem Samenerguss spricht man, wenn mehrere Kriterien zutreffen: Zwischen Penetration und Ejakulation liegen weniger als eine Minute, die Ejakulation kann nicht hinausgezögert werden, und das Paar ist sexuell unzufrieden. Manchmal kommt es auch nach kurzer Stimulation noch vor der Penetration zum Samenerguss. Die betroffenen Männer empfinden den vorzeitigen Samenerguss häufig als Schande, entwickeln Selbsthass, Schuldgefühle und verlieren jegliches Selbstvertrauen.

Zur Lösung des Problems ist es in jedem Fall wichtig, die Situation zu entdramatisieren und als Paar zu thematisieren. Manchmal kommt es beim ersten Sexualkontakt mit einer neuen Partnerin zum vorzeitigen Samenerguss; hier verschwindet das Problem allerdings meistens im Laufe weiterer Begegnungen von selbst. In allen anderen Fällen muss man sich jedoch um eine Lösung des Problems bemühen, da Angst und Enttäuschung sonst unvermeidlich die Folge sind. Sexualität soll Freude machen und entspannen. Weil es aber durch den vorzeitigen Samenerguss zu Stress- und Frustrationsgefühlen kommt, kann man die Sexualität und ihre positiven Wirkungen nicht mehr genießen.

Der vorzeitige Samenerguss lässt sich durch eine einfache Methode wirksam behandeln: durch das sogenannte *Squeezing*. Die Technik, die von den amerikanischen Sexualforschern William Masters und Virginia Johnson entwickelt wurde, kann bei den meisten Männern den vorzeitigen Samenerguss erfolgreich beheben. Die Squeeze-Methode, an der beide Partner mitwirken, führt nach und nach zu einer Besserung. Im Verlauf mehrerer Wochen verlängert sich die Zeitspanne bis zur Ejakulation auf eine normale Dauer. Die Partnerin legt dazu bei Beginn der Penetration die Finger in Höhe der Eichel um den Penis des Mannes, der Daumen kommt dabei auf der einen Seite zu liegen, Zeige- und Mittelfinger auf der gegenüberliegenden. Der Zeigefinger wird gerade eben auf der Eichel, der Mittelfinger gerade eben unterhalb der Eichel platziert. Wenn der Mann spürt, dass die Ejakulation herannaht, gibt er seiner Partnerin ein Zeichen, und diese drückt den Penis mit Daumen und beiden Fingern kräftig zusammen. Die Methode muss allerdings systematisch bei jedem Sexualverkehr angewendet werden, bis beide Partner mit dem Zeitpunkt der Ejakulation zufrieden sind. Durch die fortschreitende Kontrolle über den Samenerguss wird die Sexualität des Mannes im wahrsten Sinne des Wortes wiederbelebt. Bis es so weit ist, kann es allerdings Wochen oder sogar Monate dauern. Sollten sich mithilfe dieser Methode keine Fortschritte zeigen, kann Ihr Hausarzt Ihnen auch andere Therapien verschreiben.

Kapitel 7

Sexuelle Selbstverwirklichung

»Was ist Leidenschaft?
Eine unwiderstehliche Anziehung.
Wie bei einer Magnetnadel,
die ihren Pol gefunden hat.«

Madeleine Chapsal

Wenn wir uns die Umfragen, die suggestiven Werbebotschaften und, wenn wir ehrlich sind, auch unsere täglichen Gedanken anschauen, lässt sich nicht leugnen, dass sich in unserem Leben vieles um die Sexualität dreht. Trotzdem gibt es in diesem Bereich noch immer viele Missverständnisse und Vorurteile – wie die zunehmende Zahl derer zeigt, die einen Sexualtherapeuten aufsuchen. Viele Patienten sind, wie Therapeuten einhellig bestätigen, von der Informationsflut überfordert, die täglich über sie hereinbricht und die sie mit ihren eigenen Sexualpraktiken in Einklang bringen müssen. Unsere Leistungsgesellschaft kann uns leicht dazu verleiten, sexuelle *Leistungsfähigkeit* mit sexueller *Selbstverwirklichung* zu verwechseln. Dabei ist ein befriedigendes Sexualleben die Grundlage unserer körperlichen und geistigen Gesundheit. Es ist daher an der Zeit, einige Dinge zurechtzurücken.

Wie man seine Libido wiederentdeckt

Die richtigen Fragen

Die Grundlage jeder Sexualität ist die Libido: Man kann sie als die mit dem Sexualtrieb verknüpfte Energie definieren. Alles beginnt – bei Männern und bei Frauen – mit dem Funken, der überspringt, mit der Lust, die zum anderen hinführt. Abgesehen von psychologischen Faktoren, die bei der Libido hereinspielen, gibt es sehr konkrete physiologische und biologische Faktoren, die die Libido stärken oder schwächen können. Offensichtlich ist sie für junge Menschen wichtiger als für ältere und zudem bei jedem anders ausgeprägt. Die Umstände, die Partnerwahl können eine Rolle spielen, doch manchmal sind andere Dinge entscheidender.

Eine schwache Libido ist ein häufig zu beobachtendes Phänomen, das in jedem Alter auftreten kann. Hier muss sich jeder selber fragen, warum das sexuelle Begehren nachgelassen hat und der Partner oder die Partnerin nicht mehr so anziehend scheint. Bevor man sich den Kopf allerdings über metaphysische Fragen zerbricht, sollte man überlegen, ob die vorübergehende Formschwäche nicht vielleicht mit der Einnahme eines Medikaments einhergeht. Manche Medikamente dämpfen nämlich als Nebenwirkung die Libido. Der Blick in ein Arzneimittellexikon genügt, um sich von dieser Tatsache zu überzeugen. Zu nennen wären hier etwa cholesterinsenkende Mittel, doch auch manche Antibabypille beeinträchtigt die Lust und sexuelle Erregbarkeit. Wenn man die Pille wechselt, dann explodiert die Libido wie ein Feuerwerk. Kurzum: Wenn Sie Medikamente einnehmen, und mögen sie noch so harmlos sein, sollten Sie die Packungsbeilage sorgfältig studieren oder Ihren Arzt fragen, ob das Mittel nicht unangenehme Folgen für Ihr Sexualleben haben kann.

Ernährung

Zahlreiche Studien beschäftigen sich heute mit dem Einfluss bestimmter Nahrungsmittel auf die Libido. Abgesehen von manchen Legenden und Zauberkräften, die dem einen oder anderen Nahrungsmittel zugeschrieben werden und wissenschaftlich nicht belegbar sind, gibt es auch neuartige originelle Ansätze, die eine nähere Betrachtung lohnen.

Pistazien und Erektion

Wenn ein Nahrungsmittel bestimmte Nährstoffe enthält, kann man davon gesundheitlich normalerweise nur profitieren, wenn man es in Mengen zu sich nimmt, die unseren Ernährungsgewohnheiten zuwiderlaufen. Ein Beispiel: Wenn man seine Gesundheit mit Knoblauch auch nur leicht fördern wollte, müsste man jeden Tag eine rohe Knoblauchzehe verzehren. Man würde dadurch zwar eine positive Wirkung erreichen, aber nur zum Preis tiefster Einsamkeit: Der Knoblauchgeruch würde jeden Mitmenschen vertreiben. Anders sieht die Sache bei Pistazien aus: Hier kann man schon einen positiven Effekt erzielen, wenn man nur fünf Mal die Woche 30 Gramm, was etwa 170 Kalorien entspricht, zu sich nimmt. Pistazien enthalten ungesättigte Fettsäuren, Ballaststoffe und Phytosterine, die für ihre cholesterinsenkende Wirkung bekannt sind. Die Nahrungsmittelindustrie bietet heute Margarine- und Joghurtprodukte mit Phytosterinen an, die den Cholesterinspiegel nachweislich um 10 bis 15 Prozent senken. Der Phytosteringehalt von Pistazien liegt bei 279 Milligramm pro 100 Gramm. Damit gehören Pistazien zu den phytosterinreichsten Nahrungsmitteln überhaupt. Sie enthalten außerdem zahlreiche Antioxidantien, darunter das hochwirksame Antioxidans Anthocyan. Allerdings ist der Anthocyan-Gehalt in gerösteten Produkten geringer. Man sollte Pistazien also besser ungeröstet genießen. Sie enthalten außerdem den Anti-Aging-Wirkstoff Resveratrol und – der Vollständigkeit halber – viele weitere Nähr- und Mineralstoffe wie Kupfer, Vitamin B6, B1, K, E, Phosphor, Eisen, Mangan, Magnesium, Kalium, Zink und Selen. Leider sind die bei uns erhältlichen Produkte stark gesalzen. Da wir normalerweise genügend Salz zu uns nehmen, essen Sie lieber ungesalzene Pistazien.

Aber die überraschendste Forschungsarbeit zu Pistazien beschäftigt sich nicht mit Herz-Kreislauf-Erkrankungen, sondern mit der Sexualität. Wie der türkische Wissenschaftler Mustafa Aldemir (Aldemir et. al., 2011) herausfand, wirkt sich der Verzehr von Pistazien positiv auf die Erektionsfähigkeit bei Männern aus und verbessert gleichzeitig das Lipidprofil des Bluts. Der tägliche Verzehr von Pistazien führte im Verlauf der dreimonatigen Studie zudem zu keinerlei Nebenwirkungen.

Immer wieder Granatäpfel

Der Granatapfel stellt seine gesundheitsfördernde Wirkung in Studien immer wieder unter Beweis. Im Jahr 2012 kam eine Studie aus Edinburgh, bei der 60 Männer und Frauen zwei Wochen lang täglich ein Glas Granatapfelsaft tranken, zu sehr interessanten Ergebnissen: Der Testosterongehalt im Speichel der Männer und Frauen stieg um durchschnittlich 24 Prozent, zudem sank der Blutdruck der Teilnehmer leicht, und ihre Stimmung hellte sich auf.

Einfache, wirksame Maßnahmen

Dass ständiges Sitzen, wenig Bewegung, Rauchen, übermäßiger Alkoholgenuss und Schlafmangel die Libido von Mann und Frau beeinträchtigen, ist allseits bekannt. Doch auch bestimmte Drogen oder Nahrungsmittel können das Sexualleben positiv oder negativ beeinflussen. So kann ein Gläschen Wein oder Sekt enthemmend wirken und sexuelle Beziehungen erleichtern, während mehrere Gläser Alkohol die Libido dämpfen. Auch Drogen wie Kokain oder Cannabis beeinträchtigen die sexuelle Leistungsfähigkeit. Wie Studien an Ratten zeigen, wirkt sich Koffein, in kleinen Mengen genossen, besonders fördernd auf das Sexualleben aus. Vielleicht wäre das ja ein neuer Liebestrank, weil er zugleich erfolgreich verhindert, dass einer der Partner einschläft und seinen Bettgenossen vergisst.

Die Idealdauer des Sexualakts: Eine revolutionäre Studie

Wie ich in der Einleitung schon angemerkt habe, ist die Sexualität ein starker Trieb, aber dennoch bis heute mit zahlreichen Vorurteilen behaftet, die ihre harmonische Entfaltung behindern. Die heikle Frage, wie lange der Sexualakt optimalerweise dauern sollte, beschäftigt viele Paare. Ob sie offen darüber reden oder sich ausschweigen, die Frage schwebt im Raum. Die Wissenschaftler Eric Corty und Jenay Guardiani aus Kanada und den USA wollten endlich Klarheit und haben die Frage in einer wissenschaftlichen Studie untersucht. Als Dauer des Sexualakts galt dabei die Zeit von der Penetration bis zur Ejakulation. Nach dem Sexualakt mussten die Paare die jeweilige Dauer notieren und festhalten, wie sexuell erfüllend der Sexualakt war. Die Ergebnisse haben die Forscher überrascht. Die Paare empfanden einen Sexualakt zwischen drei und sieben Minuten als angemessen und einen Sexualakt zwischen sieben und dreizehn Minuten als wünschenswert. Wenn der Sexualakt ein bis zwei Minuten dauerte, beurteilten sie ihn als zu kurz, und bei zehn Minuten bis zu einer halben Stunde und mehr als zu lang.

Die Ergebnisse der Studie widersprechen den Klischees, denen man bezüglich der Idealdauer des Sexualakts üblicherweise begegnet(zwanzig Minuten). Dass ein Sexualakt lange dauert, heißt nicht, dass er erfüllend ist, wie die Teilnehmer der Studie belegen. Anscheinend gilt hier: Ein Zuviel ist der Feind des Guten. Die Daten der Studie sind für ein ausgeglichenes Sexualleben von großer Bedeutung. Denn viele Paare meinen, sie lägen unterhalb der Norm, und ihre falschen Vorstellungen führen schließlich zu Frustration und Enttäuschung bis hin zu depressiven Phasen und Selbstentwertung. Viele halten sich für schlecht im Bett, obwohl alles bestens ist. Manchmal muss man die Dinge anhand biologischer und physiologischer Fakten einfach wieder zurechtrücken, um sich von Schuldgefühlen zu befreien und den Sexualakt zu genießen, ohne sich an unrealistischen Leistungsvorstellungen zu messen. Das ist übrigens auch sonst ein wichtiger Schlüssel zu mehr Lebensfreude und Glück.

Wieso sich zwei Menschen ineinander verlieben, wird momentan überall auf der Welt wissenschaftlich unter die Lupe genommen. Dank Scanner und MRT können wir heute sehen, was im Gehirn von Verliebten passiert, und zahlreiche biologische Analysen zeigen uns, welche Rolle bestimmte Stoffe spielen, die bei der ersten Begegnung oder im Zustand der Verliebtheit abgesondert werden. Das Ergebnis: Wir wissen nun, dass wir nur eine Fünftelsekunde brauchen, um uns zu verlieben, und dass dabei nicht weniger als zwölf Hirnregionen aktiviert werden. Die Verliebtheit ruft einen ähnlichen Zustand der Euphorie hervor wie Drogen. Doch die rosarote Brille setzt noch mehr in Gang. Sie kann nämlich Schmerzen lindern, wie Forscher an der Universität Stanford herausgefunden haben: Wenn man jemanden mit verliebten Augen ansieht, wirkt dies genauso schmerzlindernd wie ein Medikament – und hat dabei keinerlei Nebenwirkungen, selbst die Gewöhnungsgefahr ist vollkommen unbedenklich.

Wenn es schlecht läuft ...

Unglücklicherweise werden bei der Sexualität manchmal bestimmte Grenzen überschritten. Dann wird sie pathologisch. Ich möchte dafür zwei beredte Beispiele nennen.

Erektionsstörungen vom Priapismus bis zur Penisruptur

Priapismus bezeichnet eine Dauererektion, die – ohne sexuelle Stimulation – mehr als drei Stunden anhält. Normalerweise wird eine Erektion durch eine Art hydraulisches System aufrechterhalten: Das Blut strömt über die Schwellkörperarterien ein – die sozusagen der ersten Röhre entsprechen. Die Schwellkörper gewährleisten dabei die Steifigkeit der Erektion. Die dorsalen Penisvenen lassen das Blut dann abfließen oder nicht. Diese anatomischen Fakten erklären, warum Männer mit verlegten Arterien keine feste, dauerhafte Erektion haben. Wenn die Arterien verkalken, die für den Blutzufluss zuständig sind, verringert sich ihr Durchmesser, und das Blut kann nur noch mangelhaft einströmen. Schuld an der Verkalkung, die den Blutfluss behindert, sind die üblichen Verdächtigen: Rauchen, Bewegungsmangel, Cholesterin, eine erhöhte Arterienspannung, hoher Blutzucker und schlechtes Stressmanagement. Wenn ein Mann über vierzig wegen Erektionsstörungen seinen Arzt aufsucht, wird dieser daher routinemäßig die Herzkranzgefäße kontrollieren, um auszuschließen, dass kein Herzinfarkt droht.

Wenn ein Mann an Priapismus leidet, wird der Arzt versuchen, den Ursachen auf den Grund zu gehen. So können beispielsweise bestimmte Leukämieformen, Blutgerinnungsstörungen, bestimmte Medikamente oder Drogen zu der schmerzhaften Dauererektion führen. In jedem Fall wird der Arzt Behandlungsmöglichkeiten aufzeigen: körperliche Anstrengung, häufiger Geschlechtsverkehr und häufige Ejakulation, Peniskühlung oder eine medikamentöse Therapie. Fast in der Hälfte der Fälle lässt sich für Priapismus keine Ursache finden.

Dank des wissenschaftlichen Fortschritts hat sich die männliche Sexualität in nur wenigen Jahren vollkommen gewandelt. Selbst Phänomene wie die Penisruptur können heute gut diagnostiziert und behandelt werden. Die umgangssprachliche Bezeichnung »Penisbruch« übertreibt ein wenig, denn der Penis besitzt ja keinen zentralen Knochen – außer bei einigen Säugetieren wie Katzen. Eine Penisruptur ist jedoch ein äußerst schmerzhaftes Einreißen der Bindegewebshülle, die die Schwellkörper umgibt. Ursachen können eine stark forcierte Penetration oder manche akrobatische Stellung sein. Zur Behandlung wird der Penis ruhiggestellt. Manchmal ist allerdings auch ein chirurgischer Eingriff mit anschließender langer Enthaltsamkeit erforderlich. Vielleicht sollten wir dies als mahnendes Beispiel für das alte Sprichwort betrachten: »Wer weit reisen will, schont sein Fuhrwerk.«

Mit Hundert noch topfit

Dank des medizinischen Fortschritts können Männer heute in jedem Alter ein erfülltes Sexualleben genießen. Testosteron-Cremes oder -Pflaster können die sexuelle Lust steigern. Die Chirurgie kann Arterien frei machen oder venöse Lecks beheben. Immer wirksamere Medikamente sorgen für eine zuverlässige Erektion. Auch der vorzeitige Samenerguss, an dem viele leiden, kann inzwischen behandelt werden. Man spricht von vorzeitigem Samenerguss, wenn die Zeitspanne zwischen Penetration und Ejakulation weniger als eine Minute beträgt und die Ejakulation nicht hinausgezögert werden kann. Viele Männer schämen sich dafür, selbst wenn die Partnerin versucht, die Situation zu entkrampfen. Sie fühlen sich in ihrer Männlichkeit verletzt. Die Behandlungsfortschritte auf diesem Gebiet sind für Betroffene ein wahrer Segen.

Andauernde genitale Erregungsstörung bei Frauen (PSAS)

Auch bei Frauen gibt es ein pathologisches Übermaß. Die andauernde genitale Erregungsstörung (*Persistent sexual arousal syndrome* – PSAS) ist heute allgemein bekannt. Die betroffenen Frauen sind ständig sexuell erregt und haben das Gefühl, dass ein Orgasmus unmittelbar bevorstehe. Klitoris, Vagina, große Schamlippen und manchmal auch der perianale Bereich reagieren hypersensibel. Die Erregungsstörung tritt periodisch auf und kann mehrere Stunden bis hin zu mehreren Tagen andauern. Auch ein Orgasmus verschafft der betroffenen Person keine Linderung. Forscher haben versucht, das Phänomen zu erklären. Niederländische Wissenschaftler stellten einen Zusammenhang mit ruhelosen Beinbewegungen, dem sogenannten »Restless-Legs-Syndrom«, fest und lieferten damit einen ersten Forschungsansatz. Andere Wissenschaftler gehen möglichen hormonellen Ursachen der Erregungsstörung nach.

Der »French Kiss« und seine Geheimnisse

Die Franzosen haben mit ihrem *french kiss*, dem Zungenkuss, Weltberühmtheit erlangt. Der lange, leidenschaftliche Kuss auf den Mund, bei dem sich die Zungen der Partner berühren, drückt Gefühle aus, für die Worte nicht reichen. Beim intensiven Küssen werden viele Sinne – Geschmackssinn, Geruchssinn, Tastsinn – aktiviert. Der Zungenkuss, der viele Angelsachsen befremdet, ist daher ein echtes Juwel französischer Kultur.

Der Kuss und seine Biochemie:
Die Alchimie des Wohlgefühls

Die Forschung kann heute genau erklären, welche Mechanismen beim Zungenkuss wirksam werden. Dazu wurden Paare im Rahmen wissenschaftlicher Studien gebeten, sich 15 Minuten lang zu küssen. Speichel und Blut wurden sodann auf hormonelle Substanzen untersucht, die beim Küssen produziert wurden. Die Forscher konnten drei Komponenten identifizieren:

- Der Speichel, der Testosteron enthält, trägt zur Steigerung des sexuellen Verlangens bei. Testosteron verstärkt bei Männern und Frauen den Sexualtrieb. Das ist die sexuelle Kusskomponente.
- Zweitens wird beim Küssen Dopamin ausgeschüttet, das man als Glückshormon bezeichnen könnte. Das ist die romantische Kusskomponente.
- Drittens sorgt die Ausschüttung von Oxytocin, das man als Bindungs- und Wohlfühlhormon bezeichnen könnte, für die Kusskomponente Nummer drei: das entstehende »Paargefühl«.

Wie die Studien betonen, dient der Kuss unbewusst auch der Beurteilung des Partners. 60 Prozent der Männer und Frauen erklärten, dass sie schon einmal eine Beziehung zu einem Partner nach dem ersten Kuss abgebrochen hätten.

Beim Küssen werden zahlreiche gesundheitsfördernde Hormone freigesetzt – unter anderem Endorphine in geringen Mengen. Endorphinmoleküle weisen eine ähnliche Zusammensetzung wie Morphium auf, führen aber – bei kleinen Mengen – zu einer leichten, gesundheitlich vollkommen unbedenklichen Euphorie und Entspannung. Abgerundet wird das hormonelle Kussfeuerwerk durch Dopamin. Dopamin ist ein

Neurotransmitter, der für Glücksgefühle und Belohnung zuständig ist und vom Gehirn freigesetzt wird, wenn es eine Erfahrung als vorteilhaft beurteilt. Interessanterweise spielt Dopamin auch bei verschiedenen Süchten, etwa bei der Drogensucht, eine Rolle. Ich würde in diesem Fall allerdings die überaus natürliche Kusssucht vorziehen ... Schon ein zwanzig Sekunden langer leidenschaftlicher Kuss löst die Hormonflut aus. Forscher wie Gordon Gallup und Julia Fischer vertreten zudem die These, dass beim Küssen winzige Testosteronmengen aus dem männlichen Speichel an die Frau weitergegeben werden und ihre Libido so in Schwung bringen.

Küsse und Massagen bauen Stress wirksam ab

Der Hormoncocktail, der durch Küssen freigesetzt wird, kann Stress auf wirksame Weise abbauen. Vor allem der männliche Speichel enthält nämlich auch Pheromone. Wenn der Mann Pheromone mit dem Speichel weitergibt, kann sich der Gefühlszustand der Partnerin verändern, wie wissenschaftliche Studien zeigen. Forscher, die die hormonellen Veränderungen nach einem langen Kuss untersucht haben, stellten fest, dass der Kortisonspiegel durch Küssen sinkt: Der Kortisonspiegel gilt als biologischer Stressmarker. Küssen kann also wirksam Stress abbauen und ist noch dazu, anders als manches Medikament, völlig unbedenklich. Natürlich kann es zu Gewöhnungseffekten kommen, aber es gibt keinerlei Nebenwirkungen oder Kontraindikationen. Da die Franzosen weltweit die meisten

Beruhigungsmittel nehmen, muss man wohl annehmen, dass sie sich nicht häufig genug küssen!

Auch Massagen sind ein bewährtes Mittel, um Stress abzubauen. Hierzu möchte ich die Arbeiten von Beate Ditzen aus Zürich (Ditzen et al., 2007) anführen. Sie hat zwei Arten der psychologischen Unterstützung verglichen und dafür Paare ausgesucht, bei denen die Frau in der Öffentlichkeit reden musste – was einen hohen Stressfaktor darstellt. In der ersten Gruppe sollte der Ehemann die Frau mit sanften, beruhigenden Worten unterstützen, in der anderen Gruppe durch eine zehnminütige Massage an Nacken und Schultern. Es zeigte sich, dass nur durch die Massage Stress abgebaut wurde: Im Speichel der massierten Frauen fand sich weniger Kortison, und ihr Puls ging langsamer.

Mehrtägige Trennungen tun der Gesundheit nicht gut

Amerikanische Forscher haben untersucht, welche gesundheitlichen Folgen es hat, wenn Paare vier bis sieben Tage getrennt sind: Sie stellten fest, dass eine signifikante Anzahl der Paare Stresssymptome zeigte, unter anderem Schlafstörungen, die biologisch in einem höheren Kortisonspiegel zum Ausdruck kamen. Außerdem war die Herzfrequenz der Paare erhöht. Die Stresssymptome fielen geringer aus, wenn jemand viele Außenkontakte zu Freunden oder Kollegen hatte. Die Anwesenheit von Kindern im Haushalt verringerte die Stresssymptome dagegen nicht.

Die Macht der Verführung

Die Macht des Blicks: Die vier Schicksalsminuten

Oscar Wilde hatte recht, als er sagte: »Die Schönheit liegt im Auge des Betrachters.« Eine wissenschaftliche Studie aus den USA belegt jetzt die unglaubliche Macht, die ein intensiver Blick entwickeln kann. Allein ein längerer Augenkontakt kann heftige Gefühle auslösen, wie Arthur Aron herausgefunden hat. Für seine Studie bildete er Paare aus Männern und Frauen, die sich nicht kannten. Die Paare wählte er nach dem Zufallsprinzip aus. Zunächst sollten sich die Paare eine halbe Stunde über ihren Alltag, ihr Leben und persönliche Dinge unterhalten. Anschließend mussten sie sich schweigend vier Minuten in die Augen schauen. Die meisten Teilnehmer der Studie gaben an, dass sie den Partner, den sie erst vor einer halben Stunde kennengelernt hatten, nach dem langen Augenkontakt sehr attraktiv fanden. Zwei Paare haben sechs Monate nach der Studie sogar geheiratet.

Ich muss zugeben, dass diese vier Minuten meine Neugier geweckt haben, vor allem, als ich erfuhr, dass ein erfahrener Hypnotiseur nur fünf Sekunden braucht, um sein Gegenüber in Hypnose zu versetzen. Ich wollte mehr darüber erfahren und habe bei Ärzten, die mit Hypnose arbeiten, nach näheren Erklärungen gesucht. Hypnose ist eine sehr alte Technik. Schon 1878 behandelte Jean-Baptiste Charcot Hysteriepatienten im berühmten Pariser Nervenkrankenhaus »Hôpital de la Salpêtrière« mit Hypnose. Hypnotiseure nehmen an, dass man jemanden durch die unergründliche Macht des Blicks in einen Trancezustand zwischen Schlafen und Wachen versetzen kann. Der Hypnosezustand ist unter anderem durch bestimmte Gehirnwellen gekennzeichnet, die man im Elektroenzephalogramm sichtbar machen kann. In dem sensiblen Grenzzustand zwischen Wachen und Schlafen sind die Abwehrmechanismen des Patienten ausgeschaltet. Dem Arzt eröffnet sich somit ein unmittelbarer Zugang zum Unbewussten.

Hypnotiseure vertreten zudem die Meinung, dass jeder die Hypnosetechnik erlernen und durch die Macht seines Blicks jemanden hypnotisieren kann. Man muss es nur üben. Wichtig seien dabei der starre Blick, der fehlende Lidschlag und die Pupillengröße. Die Pupillen können sich in zwei möglichen Stellungen befinden. Bei weitgestellten Pupillen spricht man von Mydriasis, bei enggestellten Pupillen von Miosis. Weitgestellte Pupillen können ihre Ursache in besonderen physiologischen Zuständen, der Einnahme bestimmter Medikamente oder in Krankheiten haben. Alkohol- und Drogenkonsum führen zu vergrößerten Pupillen, aber auch die natürliche Anpassung des Auges, wenn es sich von Helligkeit auf Dunkelheit einstellt. Bei starken Gefühlen wie bei einem Kuss können sich die Pupillen ebenfalls weiten. Doch kommen wir wieder auf Ihr tägliches Leben zurück: Sie sollten unbedingt mit der Macht Ihres Blickes spielen, denn ein Blick sagt mehr als tausend Worte. Sie werden überrascht sein, was alles passieren kann, wenn Sie Ihrem Gegenüber tief und lang in die Augen schauen, ohne sich dabei von irgendetwas ablenken zu lassen.

Die eigentliche sexuelle Orientierung

»Wie die Augen, so der Körper«, hat schon der kluge Hippokrates gesagt. Amerikanische Wissenschaftler haben sich davon inspirieren lassen und 325 Männern und Frauen hocherotische Filme gezeigt, während sie mithilfe von Infrarotlinsen in Echtzeit maßen, ob sich die Pupillen der Probanden beim Anblick bestimmter Szenen weiteten. Bei heterosexuellen Männern vergrößerten sich die Pupillen, wenn sie eine Frau erblickten, bei homosexuellen Männern, wenn sie einen Mann sahen. Bei Frauen weiteten sich die Pupillen dagegen, wenn Frauen oder Männer auf dem Bildschirm erschienen. Lesbische Frauen zeigten ein ähnliches Verhalten wie heterosexuelle Männer.

Der Studie gelingt es, bei Männern und Frauen ein sexuelles Begehren nachzuweisen, das von gesellschaftlichen Normen, Verboten oder Tabus unabhängig ist. Männer und Frauen können sich stark zu demselben Geschlecht hingezogen fühlen, ohne jemals den Mut zu finden, dies auch zu leben, weil ihre Erziehung oder ihr Umfeld sie davon abhalten. Sie fühlen sich dann unwohl in ihrer Haut und laufen Gefahr, Depressionen oder Ersatzhandlungen zu entwickeln: Sie rauchen, trinken oder essen etwa im Übermaß. Der Grundsatz »Erkenne dich selbst« ist die Voraussetzung für ein ausgeglichenes Leben, mit dem man rundum zufrieden ist. Wer ein Leben gegen seine eigentlichen Neigungen führt, muss sich selbst und andere belügen. Doch eine Scheinwelt aufrechtzuerhalten ist anstrengend: Das Leben wirkt grau und wird von einer allumfassenden Müdigkeit begleitet, die sich der Betroffene nicht erklären kann. Die Teilnehmer der wissenschaftlichen Studie, die sehr sorgfältig durchgeführt wurde, haben großen Mut bewiesen, als sie bereit waren, ihre innere Neigung zu entdecken oder zu offenbaren.

Die wahre Macht der Tränen

Frauentränen senden ganz besondere Signale an Männer aus. In einer wissenschaftlichen Studie wurde nun genauer untersucht, welche Wirkung sie auf Männer haben: Demnach senken weibliche Tränen das Erregungsniveau und den Sexualtrieb bei Männern. Israelische Forscher zeigten Frauen dazu traurige Filme, die sie zum Weinen brachten, fingen die Tränen auf und ließen Männer daran schnuppern. Diese wussten nicht, um was es sich dabei handelte. Der Versuch bewies, dass der Geruch von Frauentränen bei Männern zu einem niedrigeren Testosteronspiegel und einem abgeschwächten Sexualtrieb führt. Die Ergebnisse wurden zudem durch MRT-Aufnahmen bestätigt, die einen eindeutigen Aktivitätsrückgang in den entsprechenden Hirnregionen zeigten. Eine weinende Frau sendet chemische Signale aus, die den Testosteronspiegel bei Männern senken. Das Hormon Testosteron steigert das männliche Verlangen. Wie britische Forscher nachweisen konnten, korreliert die Anziehungskraft weiblicher Gesichter direkt mit dem Testosteronspiegel der männlichen Betrachter. Je höher der Hormonspiegel, desto stärker das sexuelle Begehren. Frauenttränen wirken wie ein Feuerlöscher, der mittels Geruchssignale auf den männlichen Sexualtrieb einwirkt. Chemische Analysen der Geruchsbestandteile stehen bislang noch aus, ebenso wie Studien zu Signalen, die männliche Tränen aussenden. Allerdings sollte sich manche Frau vielleicht noch einmal überlegen, ob das Tränenvergießen wirklich eine gute Verführungsmethode ist oder vielleicht eher das Gegenteil bewirkt ...

Die Kunst der Überzeugung

Einige Hypnotiseure arbeiten mit bestimmten Überzeugungstechniken: Sie reden möglichst wenig und nehmen eine distanzierte, undurchschaubare Haltung ein. Sie verhalten sich ruhig und unnahbar, beinahe ablehnend: Auf Fragen antworten sie kaum, und die ausgestreckte Hand ergreifen sie erst nach endlos scheinenden Sekunden. Der Hypnotiseur hält sich zurück, bleibt vollkommen ungerührt und veranlasst damit sein Gegenüber, ihn entschlüsseln zu wollen. Er spricht nicht oder kaum, schiebt jeder Kritik einen Riegel vor und drängt sein Gegenüber in die Rolle, sich unbewusst immer mehr anzustrengen, um sich bei dem beliebt zu machen, der so mächtig wirkt und sich nicht aus der Reserve locken lässt.

Wer mit seinen Verführungskünsten jemanden erobern will, der unerreichbar scheint, unterwirft sich gleichsam der Macht eines Menschen, der jegliches Lächeln verweigert oder so tut, als beachte er einen gar nicht. Was dabei so anziehend wirkt, ist das genaue Gegenteil von Verführung. Aber es wirkt – wie sich häufig bei jungen Frauen beobachten lässt, die sich nicht etwa in jemanden verlieben, der ihnen schmeichelt, sondern alles daransetzen, die Freundin des rüpelhaften *bad boy* zu werden. Die Macht der Verführung beruht hier auf dem offensichtlichen Desinteresse an dem anderen, und sie wirkt darum so anziehend, weil sie mit dem spielt, was nicht da ist. Das Desinteresse erschüttert das Individuum in seinen Grundfesten, weil es ihm seine Grenzen aufzeigt, und spült auf der Stelle sämtliche bewussten und unbewussten Komplexe an die Oberfläche, die dann scheinbar erklären können, warum die Verführung nicht gelingt: Man hält sich für zu klein oder zu groß, zu dick oder zu dünn, zu arm oder aus zu behütetem Hause, für zu alt oder zu jung.

Hier gibt es Tausende Möglichkeiten, die sich alle aus den persönlichen Neurosen speisen. Wenn sie aktiviert werden, will man den anderen mit allen Mitteln verführen. Wer diese Techniken kennt, die ich als Anti-Verführung bezeichnen möchte, kann zu einem echten Meisterverführer werden. Allerdings erfordert die Methode große Selbstbeherrschung und eine messerscharfe Beobachtungsgabe. Man muss nämlich genau das Gegenteil von dem tun, was dem natürlichen Reflex entspricht: Man darf den anderen also nicht instinktiv durch Lächeln oder Komplimente verführen. Man muss abwarten können, die Situation zunächst richtig einschätzen und sich vor allem auf das konzentrieren, was der andere sagt. Ohne Zuhören geht es nicht. Doch das aufmerksame Hören auf das, was der andere sagt, ohne gleich daran zu denken, was man am besten antwortet, erfordert eine sehr hohe Konzentration. Nur wenige Menschen können wirklich zuhören, die meisten reden, um zu reden, und hören eigentlich gar nicht, was der andere sagt. Wer aktiv zuhören kann, gewinnt wirklich Macht über andere – wie der Psychoanalytiker über seine Patienten oder der Priester über Gläubige.

Kapitel 8

Nie mehr Stress und schlechte Stimmung

»Du musst selbst zu der Veränderung werden,
die du in der Welt sehen willst.«

Mahatma Gandhi

Dass Beruhigungsmittel und Antidepressiva in Frankreich gern genommen werden, ist ein offenes Geheimnis. Beim Beruhigungsmittelkonsum steht unser Land europaweit an zweiter Stelle: Mindestens einer von fünf Franzosen greift zu Beruhigungsmitteln. Zweifellos haben solche Mittel, die in den 1960er-Jahren erstmals auf den Markt kamen, schon viele geheilt und dazu beigetragen, dass etwa chronische Stresserscheinungen oder nervöse Depressionen als Krankheit ernst genommen werden. Doch bekanntlich hat alles zwei Seiten: Die chemische Zwangsjacke kann langfristig eine unheilvolle Wirkung entfalten, weil die Mittel zahlreiche Nebenwirkungen haben können: Abhängigkeit, Gedächtnisprobleme, eine herabgesetzte Libido oder auch die Unfähigkeit, sich dem Leben zu stellen. Dabei gibt es einfache, natürliche Mittel, um die Psyche zu schützen und zu stärken: etwa Stressmanagement, Glückspraktiken (ja, Glück kann man erlernen) und Meditation.

Stopp dem Stress!

Eine kleine Richtigstellung

Wie häufig hört man jemand sagen: »Ich bin gestresst«, »Mein Job stresst mich« oder »Meine Kinder sind so stressig«. Kurzum: Der Stress muss heutzutage für alles herhalten. Es gibt zahllose Bücher und Zeitungsartikel, die sich mit der »Krankheit unseres Jahrhunderts« beschäftigen, und ich möchte hier nicht wiederholen, was Sie bestimmt schon mehrfach gelesen haben. Ich werde nur auf einige Punkte hinweisen, die ich für wichtig halte, wenn man Stresssymptome auf natürliche Weise heilen will.

Stress ist eine normale Reaktion des Körpers auf angenehme und unangenehme Umweltreize. Unter Stress produziert Ihr Körper vermehrt Adrenalin, das Sie zum Handeln antreibt, und verschiedene Hormone wie Endorphine oder Kortison, die dafür sorgen, dass Sie sich einem Problem stellen und eine Entscheidung treffen. Ohne Stress würden Sie sich wie eine träge Schlange verhalten! Doch leider sind wir heute durch Überaktivität und Konkurrenzdruck einem Übermaß an Reizen ausgesetzt. Sowohl durch unseren Alltag als auch aufgrund von Frustrationen und Arbeitsbelastung stehen wir zu sehr unter Druck oder sind einfach zu erschöpft, um uns zwischen zwei Stressphasen noch wirklich zu entspannen. Unser Körper wird der Reizüberflutung nicht mehr Herr und wendet sich gegen sich selbst. Das kann sich auf vielerlei Weise manifestieren, zum Beispiel in Form von Ängstlichkeit, psychosomatischen Erkrankungen, Unwohlsein, psychischen Störungen, Schlafstörungen, Reizbarkeit wie auch Essstörungen. Spätestens jetzt wird es höchste Zeit zu handeln.

Burnout oder die Grenzen der Belastbarkeit

Wenn Ihr Organismus permanenten Belastungen ausgesetzt ist, die er nicht kontrollieren kann, ist er irgendwann erschöpft und weiß nicht mehr, wie er noch reagieren soll. Damit hat er die letzte und potenziell stark gesundheitsgefährdende Stressphase erreicht, die man im Allgemeinen als *Burnout* oder chronisches Erschöpfungssyndrom bezeichnet. Typischerweise wird ein *Burnout* durch andauernde berufliche Belastungen hervorgerufen. Es gibt viele mögliche Stressfaktoren: schlechtes Arbeitsklima, Druck durch Vorgesetzte, unrealistische Zielvorgaben, Unvereinbarkeit mit dem Privatleben, zu kurze Fristen oder berufliches Überengagement.

Zunächst hält der Körper, so gut er kann, dem Stress stand. Man beißt die Zähne zusammen, glaubt noch an Besserung und lässt sich möglichst nicht gehen. Doch dann hat der Körper – wie ein Motor – keinen Treibstoff mehr, versucht aber trotzdem unter Aufbietung aller Kräfte, irgendwie weiterzumachen. Und eines Tages streikt der Motor: Man kommt morgens nicht mehr aus dem Bett und leidet dermaßen, dass man sich krankschreiben lassen muss – was wiederum zu Schuldgefühlen, Selbstentwertung und schließlich zu Depressionen führt. Haben Sie es gemerkt? Wenn man solche Folgen vermeiden will, muss man Stress unbedingt ernst nehmen und darf ihn nur in kleinen Häppchen genießen!

Dazu braucht man keine Medikamente und auch keine Zaubermittel. Sie können Ihre Stressbelastung schon durch ein paar einfache Maßnahmen verringern, die noch nicht einmal etwas kosten. Denn eines steht fest: Wir können den Stress nicht aus unserem Leben verbannen und müssen deshalb lernen, mit ihm zu leben.

Körperliche Maßnahmen

Berührungen

Amerikaner begrüßen sich unter Freunden oder als Paar häufig mit einem »Hug«. Ein *Hug* ist eine liebevolle Umarmung, bei der man sein Gegenüber mit den Armen umfasst und an sich drückt. Die Arme können dabei um den Nacken oder den Oberkörper gelegt werden. Es entsteht so eine physische Nähe, die je nach Situation Freundschaft oder Liebe, auf jeden Fall aber Zugehörigkeit und Vertrauen zum Ausdruck bringt: ein emotionaler Austausch also, der in unserer modernen Welt selten geworden ist, der Gefühle, Freude und menschliche Wärme vermittelt und als herzliche Willkommensgeste Offenheit signalisiert.

In Indien hat eine Frau namens Amma über 30 Millionen Menschen einen *Hug* geschenkt. Amma, von vielen *Hugging Saint* genannt, ist für ihre Umarmungen berühmt. Sie gibt dem Menschen, den sie umarmt, *darshan*, spirituelle Kraft. Ich habe eine Zeremonie besucht, bei der Amma Hunderte von Anhängern umarmte, und durfte dabei auch selbst das Privileg genießen, umarmt zu werden. Es war ein einzigartiges, tief berührendes Erlebnis. Ich fühlte mich von einer enormen positiven Energie umhüllt, beschützt und besänftigt: eine Art *Flashback*, der einen zu sich selbst zurückbringt, zum Wesentlichen, mit dem man auf seinem individuellen Weg immer verbunden ist. In jenem Moment verstand ich, was ich über den Gesichtsausdruck ihrer Anhänger nach der Umarmung gelesen hatte: Sie strahlen eine wunderbare Ruhe und Heiterkeit aus.

Kürzlich haben amerikanische Wissenschaftler erstmals die positiven Wirkungen des in den USA üblichen *Hug* erforscht. Sie führten mehrere Studien durch, die alle zu demselben Ergebnis kamen. Unter anderem wurden 59 Frauen zwischen 20 und 49 Jahren, die seit sechs Monaten mit einem Partner – ob verheiratet oder nicht – liiert waren, in zwei Gruppen eingeteilt. Die eine Gruppe wurde von ihrem Partner nie umarmt, die andere dagegen häufig. Wie die Studien herausfanden, wurde durch die Umarmung nicht nur das Bindungshormon Oxytocin ausgeschüttet; sie senkte auch die Herzfrequenz und den Blutdruck und baute folglich Stress ab.

Was enge Beziehungen betrifft, werden auch Massagen häufig als Quelle des Wohlbefindens angeführt. Sie heben die Stimmung, entspannen und sorgen für eine ruhige Atmosphäre. Sie bauen Stress ab und fördern die Einheit von Körper und Geist. Wer sich massieren lässt, zeigt, dass er für sich sorgt. Bis 2012 fehlten seriöse wissenschaftliche Studien, die die gesundheitsfördernde Wirkung von Massagen belegen konnten. Doch nun hat Mark Tarnopolsky in Kanada nachgewiesen, dass Massagen entzündungshemmend wirken und zur Regeneration und Wiederherstellung der Muskeln beitragen. Dazu wurden Sportler nach einer signifikanten Anstrengung lediglich an einem Bein ausdauernd massiert. Vor und nach der Anstrengung entnahm man dem massierten und nicht massierten Bein winzige Muskelproben. Die Ergebnisse waren wirklich erstaunlich: Die Analysen wiesen für das massierte Bein dieselbe entzündungshemmende Wirkung nach, als wäre dort ein lokales entzündungshemmendes Medikament gespritzt worden. Ferner war die Anzahl der Mitochondrien in den Zellen nachweislich gestiegen, was belegt, dass die Muskeln leistungsfähiger waren. Die Mitochondrien sind an der Eiweißproduktion der Zellen beteiligt. Die Wissenschaftler konnten außerdem die biologischen Mechanismen erklären, die zu den positiven Wirkungen führen: Durch den Druck, den die Hand des Masseurs ausübt, werden bestimmte biologische Reaktionen in Gang gesetzt. Rezeptoren an den Zelloberflächen senden Botschaften aus und aktivieren dadurch Moleküle namens Kinase. Diese wiederum aktivieren bestimmte Gene, von denen bekannt ist, dass sie eine wichtige Rolle bei der Entzündungsbekämpfung spielen.

Die Massage

In den USA hat das Team um Daniel Fletcher ein ungewöhnliches Experiment durchgeführt. Die Wissenschaftler setzten Brustkrebszellen dreißig Minuten lang einem Druck von 0,05 bar aus, was einem Wasserdruck in 50 Zentimeter Tiefe entspricht. Entgegen jeglicher Erwartung wucherte ein Drittel der Krebszellen nicht weiter und kehrte wieder zur normalen Zellform und Zellkommunikation zurück. Damit eröffnet sich, was die Druckmassage betrifft, unerwartet ein neues Forschungsgebiet.

Lächeln schützt

Selbst wenn Sie nur gequält lächeln, tun Sie sich etwas Gutes. Das zeigen neuere Forschungen. 170 Freiwillige wurden dazu belastenden Situationen ausgesetzt. Die Gruppe, die zum Lächeln angehalten wurde, erwies sich dabei eindeutig als weniger stressanfällig. Unter anderem sank durch wiederholtes Lächeln in der Stresssituation die Herzfrequenz. Stress ist gesundheitsschädlich. Er ist die Ursache zahlreicher Erkrankungen wie zum Beispiel von Herz-Kreislauf-Beschwerden.

Wie wir allerdings schon festgestellt haben, ist es unmöglich, in einer stressfreien Umgebung zu leben – was noch dazu gefährlich wäre, da unser Körper ein Minimum an täglichem Stress braucht, um seine Abwehrkräfte zu mobilisieren. Doch wir haben jederzeit ein machtvolles Mittel zur Verfügung, um uns vor Stress zu schützen: Wenn wir bewusst lächeln, sinkt unser Stresspegel auf der Stelle, und das wirkt sich positiv auf unsere Zellen aus. In Situationen, in denen der Stress von unserem Gegenüber ausgeht, trägt wiederholtes bewusstes Lächeln dazu bei, dass wir uns entspannen und der Stress für unseren »lieben« Mitmenschen steigt. Probieren Sie es einmal aus. Natürlich dürfen Sie auch spontan und völlig natürlich lächeln, dann können Sie Ihr Lächeln allerdings weniger steuern.

Lächeln Sie so oft wie möglich. Durch Lächeln strahlen Sie positive Energie aus: Sie wirken erfolgreich und darum anziehend auf andere. Sie sehen frischer und jünger aus. Außerdem ist gute Stimmung ansteckend. Versuchen Sie einmal, an etwas Trauriges zu denken und dabei zu lächeln. Dann werden Sie verstehen, warum Lächeln ein Schutzengel sein kann.

Innere Freiheit kann man erlernen

Bringen Sie den Polizisten in sich zum Schweigen

Im Mai 1968 stand auf Pariser Hauswänden überall zu lesen: »Le flic est en toi.« Der Bulle bist du. Der Satz stimmt noch heute, allerdings müssen wir ihn tiefgründiger verstehen. Polizei, Eltern oder überstrenge Lehrer sind ein leicht erkennbares »Ziel«, das man bekämpfen, ignorieren oder vor dem man fliehen kann. Wenn der Feind aber genauso aussieht wie ein Verbündeter oder Freund oder sich hinter Gruppenmeinungen versteckt, die man teilen muss, um dazuzugehören, dann ist er nicht mehr so leicht auszumachen. Dann kann er Lebenswege beschneiden, weil er zahlreiche Möglichkeiten von vornherein ausschließt. In vielen Menschen steckt ein enormes Potenzial, das sie niemals nutzen: etwa Kindheitsträume, die sie als Erwachsene auch nicht ansatzweise verwirklichen. Doch damit entfremden sie sich von ihrem eigentlichen Wesen, berauben sich ihres inneren Gleichgewichts oder ganz einfach: ihres Glücks. Schon früh im Leben bekommen wir häufig Botschaften zu hören, die uns in diese Richtung lenken. Sätze wie »Komm, noch einen Bissen, dann freut sich die Mama« oder »Was auf dem Teller liegt, wird aufgegessen« führen dazu, dass man den Teller noch als Erwachsener bis auf den letzten Bissen leert, obwohl es einem gar nicht schmeckt oder man keinen Hunger mehr hat. Unbewusst glaubt man, man würde nicht geliebt, wenn man sich nicht an die Regeln hält. Zu lernen, nur dann aufzuessen, wenn einem danach ist, ist der erste Schritt zu einem glücklicheren Leben. Es ist schwer, sich von dem unbewussten, prüfenden Blick eines Menschen zu befreien, der doch nur unser Bestes will, aber so viel kostet die Freiheit. Manche Menschen wiederum trinken, rauchen oder nehmen Drogen, weil sie zu einer Gruppe gehören wollen, der sie vermeintlich ihre Identität verdanken – und zerstören dabei schrittweise ihre Gesundheit und schließlich ihr Leben. Einige wählen selbst ihren Ehepartner unbewusst danach aus, ob er den Vorstellungen ihrer Eltern, Freunde oder, schlimmer noch, ob er den Medienhelden unserer Zeit entspricht. Die Folgen sind verheerend: ein verfehltes Leben, unglückliche Kinder und ein Gefühl des Unbehagens, das man niemals loswird. Auch die Berufswahl kann übrigens unglücklich machen: Wenn man sich für den Beruf entscheidet, den das Umfeld gutheißt, und nicht für den, der den eigenen Neigungen entspricht.

Lernen Sie, Nein zu sagen

Hier ein paar Anregungen, mit denen Sie innerlich freier werden können:

- Lehnen Sie eine Einladung ab, wenn Sie eigentlich müde sind.
- Tragen Sie die Jacke, die alle an Ihnen so toll finden, einfach nicht mehr, wenn Sie sich nicht wohl darin fühlen.
- Gehen Sie nach Hause, wenn man Sie auf einer Party noch zu einem Absacker überreden will, Ihnen aber vor Müdigkeit schon fast die Augen zufallen.
- Heben Sie nicht ab, wenn das Telefon klingelt und es Ihnen im Moment nicht passt. Wenn es dringend ist, werden Sie es noch früh genug erfahren.
- Lehnen Sie eine Beförderung ab, wenn Sie im Grunde wissen, dass Sie mit der Stelle überfordert sind oder sie nicht zu Ihnen passt.

Wer seine Ketten sprengen will,
muss sich der Wirklichkeit stellen

Wer glücklich werden will, muss seine sichtbaren und unsichtbaren Ketten sprengen, damit sein Leben zu ihm passt. Das kann mitunter ein steiniger Weg sein, auf dem man auch mal Hilfe braucht. Denn wir erkennen nicht immer, was uns gegen unseren Willen festhält. In hartnäckigen Fällen kann man sich zum Beispiel durch eine Psychoanalyse befreien und erfahren, wer man eigentlich ist. In Frankreich ist die Psychoanalyse leider noch immer mit Tabus behaftet. Viele meinen, nur wer wahnsinnig ist, geht zum Psychoanalytiker. Das ist ein schwerer Irrtum: Durch psychologische Techniken lassen sich Mechanismen aufdecken, die uns seit unserer Kindheit hemmen und uns Fesseln anlegen. Häufig kann man solche Mechanismen nur mit Hilfe von außen aufspüren. Allein können wir sie nur schwer enttarnen. Ein Chirurg kann sich ja auch nicht selbst operieren.

Abwehrmechanismen

Die psychologischen Abwehrmechanismen legen uns häufig Steine in den Weg zu uns selbst. Das wird vielleicht deutlicher, wenn wir uns vorstellen, wir hätten am Arm eine hypersensible und sehr schmerzhafte Stelle. Wenn jemand die Stelle auch nur flüchtig berührt, ziehen wir den Arm reflexartig und entschieden weg. Beim nächsten Mal sind wir, in einer ähnlichen Situation, schon auf der Hut und reagieren noch schneller und entschiedener. Psychoanalytiker kennen sich mit Abwehrmechanismen bestens aus. Darum nähern sie sich sensiblen Punkten sehr behutsam, als müssten sie eine Bombe entschärfen, und darum kann manche Psychoanalyse Jahre dauern. Um ans Ziel zu gelangen, trifft der Psychoanalytiker zahlreiche Vorsichtsmaßnahmen. Unsere Abwehrmechanismen erklären im

Übrigen auch, warum wir uns gegenüber unseren Nächsten so spröde verhalten, wenn sie uns reinen Wein einschenken. Selbst wenn sie recht haben, berühren sie unwissentlich einen Abwehrmechanismus, der ihre Worte entkräftet. Eine neutrale Person, die einen größeren Abstand zu unserem affektiven Hintergrund hat, kann hier mehr bewirken. Darum empfehlen Berufsverbände auch, dass Ärzte keine Familienmitglieder behandeln, Chirurgen keine Angehörigen operieren und Psychoanalytiker keine nahestehenden Personen als Patienten annehmen. Die Abwehr eines Patienten zu enttarnen und zu entschärfen ist eine langwierige Angelegenheit, aber die schwierige Arbeit ist die Mühe wert – weil man jemandem seine verlorene Freiheit zurückgibt.

Die Übertragung

Die sogenannte Übertragung ist eine weitere Schwierigkeit, die sich im Laufe einer Psychoanalyse einstellt. Mit Übertragung meint man das Beziehungsgeflecht, das zwischen Analytiker und Patient entsteht. Der Psychoanalytiker kann in einem entsprechenden Moment beispielsweise den Vater oder die Mutter des Patienten repräsentieren. Solche Übertragungen können den Blick trüben und setzen häufig Verführungsmechanismen in Gang. Wer aber verführen will, offenbart nicht, wer er eigentlich ist. Denn wer sich nur von der besten Seite zeigt, verrät natürlich nicht, wie er wirklich ist. Er legt falsche Fährten aus, um den anderen in die Irre zu führen. Das birgt allerdings die Gefahr, dass man nun alles tut, um dem verführerischen Bild gerecht zu werden, das man von sich vermittelt hat. Man begibt sich damit in ein Gefängnis, weil man immer nur dieselbe Rolle im selben Stück spielt und unterdrückt, wer man wirklich ist: Man verliert damit seine Authentizität.

Wer sich befreien will, darf keinen Verführungsmechanismen erliegen, sondern muss den Mut finden, ganz er selbst zu sein. Sicherlich besteht die Gefahr, dass man durch die Psychoanalyse zwar zu dem wird, der man eigentlich ist, sich aber gleichzeitig von seinem eigenen Leben entfremdet. Wer die Entscheidung trifft, die unsichtbaren Fesseln zu durchtrennen, die ihn im Leben hemmen, geht das Risiko ein, dass es in seinem Leben – auf persönlicher, sozialer oder beruflicher Ebene – zu einem Bruch kommt. Zweifelsfrei eine heikle Entscheidung, aber auch hier gilt: So viel kosten Freiheit und Glück.

Wie man depressiven Verstimmungen vorbeugt

Genauso wie Stress gehört auch »deprimiert« sein zu unserem Alltagswortschatz, und jeder hat sich in seinem Leben wohl schon einmal deprimiert gefühlt. Mit dem Satz: »Ich fühle mich deprimiert«, meinen wir, dass wir körperlich und geistig erschöpft sind, ständig grübeln und das »Glas für uns immer nur halb leer« ist. Das morgendliche Aufstehen fällt einem schwer, man bringt für beinahe nichts mehr Interesse auf und kann sich kaum noch zum Handeln aufraffen. Derartige depressive Verstimmungen können in schwierigen Lebensphasen auftreten, aber auch, wenn alles scheinbar glatt und in geregelten Bahnen verläuft. Manchmal hält man sich auch irrtümlich für deprimiert, denn wir können in unserem Leben nicht unentwegt glücklich sein; es wird immer Tage oder Wochen geben, in denen wir nicht »gut drauf« sind. Und: Depressive Verstimmungen sind etwas anderes als Depressionen. Bei einer Depression treten zwar dieselben Symptome auf, aber sie sind stärker ausgeprägt – alles verlangsamt sich, der Betroffene scheint für nichts mehr zugänglich – und sie halten mehr als zwei Wochen an. Wenn Sie diese Symptome an sich oder einem nahestehenden Menschen bemerken, ist der Gang zum Arzt ein Muss. Depressive Verstimmungen dauern dagegen kürzer, und man kann ihnen mit einfachen Mitteln begegnen.

Das Glück hegen und pflegen

Alle neuen Studien zeigen es: Glück und Lebensfreude fördern die Gesundheit und ein langes Leben. Glückliche Menschen besitzen längere Telomere. Telomere sind die Enden unserer Chromosomen und verkürzen sich mit zunehmendem Alter. Je kürzer die Telomere, desto häufiger kommt es zu Krebs-, Alzheimer- oder Herz-Kreislauf-Erkrankungen. Und glückliche Menschen besitzen, wie man festgestellt hat, unabhängig vom Alter längere Telomere. Die Frage ist nur, wie wird man glücklich? Zu diesem Thema sind unzählige Bücher geschrieben worden, mit Tausenden von Rezepten, wie Sie Ihr Leben in Rosarot sehen können. Leider ist »Glück« bisher kein

Lehrfach. Von einer Ausnahme abgesehen: Eine amerikanische Universität bietet Vorlesungen zum Thema »Glück« an, und zwar nicht irgendeine Universität, sondern die berühmte Havard University. Die Hörsäle sind dann rappelvoll. Wenn man bedenkt, dass amerikanische Studenten für Seminare zahlen müssen, kann man ermessen, wie groß das Interesse an dem neuen Fach ist.

Ja, Glück kann man lernen. Glück muss kein Zufall sein. Glück hängt vor allem davon ab, mit welcher Einstellung und welchem Blick man das Leben betrachtet, und weniger von den äußeren Umständen. Die einen sind glücklich, obwohl sie so gut wie nichts haben, die anderen besitzen enorme Reichtümer, leben in einem liebevollen, stabilen Umfeld und sind chronisch depressiv. Scheinbar gibt es einen Zaubertrank, der manchen Menschen ungeheure Stärke und Wohlbefinden schenkt: Äußere Umstände können ihnen so gut wie nichts anhaben, denn sie besitzen eine beeindruckende Fähigkeit. Sie sind fast immer glücklich, ganz gleich wie ihnen das Leben mitspielt. Um dahin zu kommen und die Karten des Lebens so völlig neu zu mischen, muss man allerdings einen gewissen Weg zurücklegen. Ich möchte Ihnen ein paar Werkzeuge an die Hand geben, von denen ich hoffe, dass sie Ihnen auf Ihrem Weg zu dauerhaftem Glück helfen können.

Ein labiles Gleichgewicht

Stellen wir uns einmal einen Mann und eine Frau vor, deren Traum sich endlich erfüllt hat. Monate oder gar Jahre haben sie all ihre Energie darauf verwendet, ihr persönliches Ziel zu erreichen. Sie haben nicht einen Moment locker gelassen. Denn sie sind sich ganz sicher: Wenn sie am Ziel sind, werden sie absolut glücklich sein. Dann spüren sie einen Hauch ewiger Glückseligkeit. Je näher sie ihrem Ziel kommen, umso stärker wird ihr innigster Wunsch. Vielleicht haben sie endlich jemanden erobert, in den sie sich Hals über Kopf verliebt hatten, haben endlich eine schwere Prüfung bestanden oder ein Vermögen angehäuft, das sie viel Mühe gekostet hat. Fünf Jahre später begegnen wir den Glücklichen wieder. Ihr inniger, von der Sehnsucht genährter Wunsch ist verschwunden. Die durch Sehnsucht übersteigerte, große Liebe ist nicht mehr dieselbe. Sie wissen mit ihrem Leben nichts mehr anzufangen, wissen ihm keinen Sinn mehr zu geben, weil sie ja alles erreicht haben. Sie sind quasi im Vorruhestand, und ihre Welt verengt sich jeden Tag ein wenig mehr. Der Widerspruch ist unauflösbar: Man läuft einem Ideal hinterher, aber wenn man es endlich erreicht hat, stockt der machtvolle Motor »Sehnsucht«. Das Glück wird nämlich von einem besonderen Treibstoff gespeist: von der Sehnsucht, dem Wunsch; von allem, was die Dinge schwierig macht. Wenn man glücklich ist, vergeht die Zeit im Nu, doch wenn man sich langweilt, scheint sie beinah stillzustehen.

Henri Bergson hat Zeit als unentwegtes »Hervorquellen von unvorhersehbar Neuem« definiert. Seine Definition zeigt uns auf, wie wir auch dann noch glücklich sein können, wenn wir unsere Ziele erreicht haben. Immer in Bewegung zu bleiben ist ein wichtiger Schlüssel dazu. Es bedeutet: sich in Gefahr zu begeben, Risiken einzugehen, neue Sehnsüchte zu entdecken, um wieder neu zu empfinden. Veränderungen zwingen uns, uns immer wieder anzupassen und zu einem neuen Gleichgewicht zu finden – zu einer neuen Form des Glücks. Für unser eigenes Wohlbefinden müssen wir also lernen, ständig nach neuen Herausforderungen zu suchen und uns neuen Schwierigkeiten zu stellen. Und wenn sich das Leben regt, regt sich das Glück. Erstarrung wirkt dagegen zerstörerisch auf unsere intellektuellen Fähigkeiten, körperlichen Möglichkeiten und auf unsere Begabung zum Glück.

Die »Positive Psychologie«

Die Positive Psychologie, die ihre Ursprünge in den USA hat, ist seit einiger Zeit auch bei uns populär. Sie könnte einige scheinbar unumstößliche Vorstellungen auf den Kopf stellen. Die Psychologie war lange bemüht, das aufzudecken, zu entschlüsseln und zu behandeln, was bei einem Menschen nicht optimal lief. Sie definierte eine Persönlichkeit also bevorzugt anhand negativer Merkmale wie Traumata oder Neurosen. In den 1970er-Jahren entschieden sich einige Forscher erstmals für einen entgegengesetzten Ansatz und nahmen verstärkt die Faktoren ins Visier, die das menschliche Wohlbefinden und Leistungsvermögen fördern. Die neue Strömung der Positiven Psychologie entstand

Ende der 1990er-Jahre und beschäftigt sich seitdem mit den inneren Kräften und Werten, die Menschen in verschiedenen Lebensbereichen – Privatleben, Arbeit, Familie oder Spiritualität – antreiben. Sie setzt darauf, das Lebensglück durch Stärkung dieser Kräfte und Werte und somit der positiven Seiten der Persönlichkeit zu fördern.

Den Film anhalten und jede Szene auskosten

Nur wer innehalten kann, kann das Leben wirklich genießen. Innehalten: Das ist das genaue Gegenteil einer Pauschalreise, bei der man alle Sehenswürdigkeiten abhakt und zugleich alles, was einem präsentiert wird, für alle Ewigkeiten auf ein Foto bannt. Zu Hause können Sie dann sagen: »Ich war da und habe nichts verpasst.« Meiner Meinung nach könnte man sich genauso gut einen Film über das Land anschauen. Das Erlebnis wäre dasselbe. Es kommt nämlich darauf an, sich Zeit zu nehmen und mit einer Landschaft, einer Marktszene oder dem verblüffenden Blick eines Kindes mitzuschwingen. Halten Sie den Film an, und spüren Sie jedem Ihrer Sinne nach – hören, riechen, sehen, schmecken und spüren Sie. Welche Signale empfangen Sie, und was lösen sie in Ihnen aus? Konzentrieren Sie sich auf Ihre angenehmen Empfindungen, und denken Sie an sonst nichts. Dann erhaschen Sie einen Augenblick des Glücks und der Ewigkeit. Wichtig ist nicht, dass Sie ein Foto machen, es anderen zeigen und dann irgendwo archivieren, sondern dass Sie den Moment genießen – den Zauber des Augenblicks. Wer Dinge aufschiebt, erledigt morgen, was er genauso gut hätte heute erledigen können. Auch Freude und Glück kann man aufschieben. Nehmen Sie sich darum in Ihrem Alltag regelmäßig kleine »Auszeiten«. Halten Sie während der Arbeit inne, schnuppern Sie, welche Düfte Sie umgeben, genießen Sie das Lächeln Ihres Kindes, oder schmecken Sie bewusst, wie köstlich die Mahlzeit ist, die Sie gemeinsam mit Freunden einnehmen.

Grübeln Sie nicht länger

Menschen, die ständig dieselben alten Geschichten wiederkäuen, in denen sie die Opfer waren, oder nur an die negativen Dinge in ihrem Umfeld oder Berufsleben denken, haben nachweislich eine kürzere Lebenserwartung. Wenn man unentwegt darum kreist, was einem an seinem Leben nicht passt, verschleißt man seinen Organismus tagtäglich ein wenig mehr. Das heißt nicht, dass man den Kopf in den Sand stecken soll, wenn die Lage einmal brenzlig wird. Natürlich muss man sie dann analysieren und eine Lösung finden, damit die Dinge wieder besser laufen. Und manchmal muss man nach reiflichem Nachdenken sogar einsehen, dass es keine Lösung gibt. Doch im Nachhinein endlos dasselbe Problem durchzukauen bringt gar nichts. Manche Menschen neigen dazu, ihre Gedanken immer nur um eine Sache kreisen zu lassen – womit sie ihre Neuronen schädigen und ihrem Umfeld unglaublich auf die Nerven gehen. Wussten Sie, was bei einer Studie zum Wohlbefinden am Arbeitsplatz als unangenehmster Faktor genannt wurde? »Kollegen, die ständig jammern.« Es gibt eine gute Methode, um diesem Teufelskreis zu entkommen. Man schreibt einfach auf ein Blatt Papier, was passiert ist, was man davon hält und wie man sich ein für alle Mal dazu verhalten will oder nicht. Man heftet das Blatt ab, und jedes Mal, wenn man wieder um dasselbe Problem kreisen will, holt man es heraus und liest es durch.

Das Bruttonationalglück

Bhutan ist ein kleines Königreich in Südasien. Das Land ist arm und lebt hauptsächlich von Landwirtschaft und Tourismus. Doch es gibt dort etwas Einzigartiges. Die Regierung hat nämlich beschlossen, sich nicht um das Bruttosozialprodukt, sondern um das Bruttonationalglück zu kümmern. Der Wohlstand wird nicht nach materiellen Gütern oder Reichtum bemessen, sondern nach dem, was die Bewohner wirklich glücklich macht. Wir können uns in unserem Leben von dieser Haltung inspirieren lassen. Dann dürfen wir jedoch nicht länger darüber nachdenken, was wir im Leben leisten müssen, sondern müssen uns fragen, was uns im Leben glücklich macht. Keine leichte Frage, zugegeben, die wir manchmal nur beantworten können, wenn wir unser ganzes Leben noch einmal völlig neu betrachten: unsere Freizeitgestaltung, die Menschen, denen wir unser kostbarstes Gut, nämlich unsere Zeit schenken, und die Waren, die wir kaufen, um uns damit etwas Gutes zu tun. Alles muss auf unsere positiven Gefühle hin überprüft werden. Wir müssen herausfinden, was uns wirklich glücklich macht und was uns gleichgültig lässt. Denken Sie vielleicht an die vergangene Woche zurück, und überlegen Sie, welches für Sie die glücklichsten Momente waren, die Sie so oft wie möglich wiedererleben möchten. Rufen Sie sich auch Urlaube, Wochenenden, Treffen mit Freunden ins Gedächtnis, und legen Sie die neuen Maßstäbe an. Sie werden überrascht sein. Das Glück liegt nicht immer dort, wo man es vermutet.

Diese Methode kann uns auch dabei unterstützen, in unserem Alltag nicht einfach das zu machen, was alle machen, oder irgendwelchen Werbebildern von glücklichen Menschen hinterherzulaufen. Sie hilft dabei, das Neinsagen zu lernen, sich besser zu schützen und nicht in tausend Dingen zu verzetteln. Ich empfehle Ihnen, um den roten Faden nicht zu verlieren, jeden Abend den schönsten Moment des Tages auszuwählen und mit aller Kraft daran zu denken – damit er in Zukunft so oft wie möglich wiederkehrt. Und denken Sie auch an das, was Sie besser nicht getan hätten, an die sinnlos vergeudete Zeit und an alles andere, was Sie in den kommenden Tagen oder Wochen nicht noch einmal erleben möchten.

Das Scheitern akzeptieren

Tal Ben Shahar, der in Harvard das Fach Glück lehrt, betont dabei einen wichtigen Punkt: das Recht auf Fehler. Auf dem Weg zur Vollkommenheit muss man nicht perfekt sein. In seinen Vorlesungen bittet er häufig einen Studenten, mit Kreide einen Kreis an die Tafel zu malen. Der Kreis ist natürlich perfekt. Er bittet ihn dann, sich daran zu erinnern, wie er im Alter von zwei Jahren einen Kreis gezeichnet hat: Es waren Kringel, die Kreise sein wollten. Nur wenn wir als Kind endlose Male an unseren Kreisen gescheitert sind, gelingt uns eines Tages ein perfekter Kreis. Man muss akzeptieren, dass man nur durch wiederholtes Scheitern eines Tages erfolgreich sein kann, und darf sich vor allem nicht entmutigen lassen: Die Dinge laufen nicht gleich beim ersten Mal rund. Man kann nur Fortschritte machen, wenn man erkennt, wo die Fehler liegen. Kinder, die man zu sehr unter Druck setzt, fühlen sich schon beim ersten Scheitern geradezu vernichtet und können in eine Misserfolgsspirale geraten, weil ihr Selbstwertgefühl leidet und sie jedes Selbstvertrauen verlieren. Das Augenmerk muss deshalb auf den Stärken eines Kindes liegen, weil sie ihm, wie beim Klettern, als Haltepunkte dienen können und die Kraft geben, Fehler, die beim Lernen selbstverständlich sind, auszuhalten. Ein Geheimnis des Glücks verbirgt sich also vermutlich in unserer Kindheit. Denn vergessen wir nicht: Wer sich den Mut zur Veränderung ein Leben lang bewahrt und das Scheitern annehmen kann, besitzt ein Sprungbrett, mit dem er stets sehr weit kommen kann. Wir müssen uns schon früh bestimmte Verhaltensweisen aneignen, damit wir später glücklich sind. Die Entwicklung einer positiven Denkhaltung ist ein Nährboden, auf dem unser Glück gedeihen kann. Leben Sie den Moment, und machen Sie aus allem das Beste, ohne ständig an die Vergangenheit oder Zukunft zu denken, und suchen Sie sich realistische Ziele, damit Sie sich nicht aufreiben müssen, weil Sie sie nicht erreicht haben. Manche Eltern erwarten von ihren Kindern, dass sie erreichen, was sie sich in ihrem Leben selbst gewünscht hätten. Sie sehen ihr Kind nicht, wie es ist; sie verstehen nicht, dass es anders ist, und denken vor allem an sich selbst. Das Kind wird zur Projektionsfläche ihres narzisstischen und sozialen Erfolgs, während sie sein wahres Wesen missachten. Es gibt nichts Schlimmeres, als sein Leben lang verzweifelt nach etwas zu streben, das einem gar nicht liegt und noch dazu meistens unerreichbar ist. Das ist der Nährboden, auf dem Depressionen, Ängste und Ersatzhandlungen wie Alkoholmissbrauch, Fettsucht, Kettenrauchen oder Drogenmissbrauch bestens gedeihen. Glück ist das Ergebnis der Gleichung aus dem, wer wir eigentlich sind, und unserem tatsächlichen Leben. Wir müssen wir selbst sein. Und darum müssen wir unabhängig von dem, was andere sagen, den Beruf anstreben, der uns liegt, und uns für den Ehepartner entscheiden, der wirklich zu uns passt – und nicht für jemanden, der unseren Freunden, unserer Familie oder unserem Bekanntenkreis gefällt. Sie müssen der Entscheider bleiben und dürfen sich nicht von falschen Ratschlägen und Gründen leiten lassen. Wenn Sie diesen Weg gehen, werden Sie sich und andere lieben, geben und nehmen können und sich jeden Tag ein wenig mehr in Beruf und Privatleben selbst verwirklichen.

Was haben glückliche Menschen, was andere nicht haben?

Über die Hälfte der Franzosen bezeichnet sich als glücklich oder sehr glücklich. Bliebe also noch die andere Hälfte – der ich hier ein paar von den »Tricks« verraten möchte, die die anderen glücklich machen.

- Sie lassen sich von äußeren Umständen wie materiellem Erfolg wenig beeinflussen.
- Sie wissen, dass es im Leben von Schwierigkeiten nur so wimmelt, und beziehen das in ihre Überlegungen mit ein.
- Sie sind mit sich im Einklang: Das gilt für ihr berufliches, privates und soziales Leben.
- Sie pflegen Körper und Geist wie ein wertvolles Gut.
- Sie sind nicht ständig auf der Suche nach anerkennenden Blicken.
- Sie fühlen sich ihrer Familie, den Freunden und Nachbarn jederzeit verbunden.
- Sie verhalten sich wohlwollend, urteilen nicht über andere und empfinden Dankbarkeit.
- Sie haben ein reiches Seelenleben: durch Reflexion, Spiritualität oder Religion.
- Sie wissen, was sie wollen, und haben ein klar definiertes Lebensziel.
- Aber vor allem sind sie fest in der Gegenwart verankert: Sie grübeln nicht unentwegt über die Vergangenheit nach und haben keine übertriebenen Ängste und Erwartungen bezüglich der Zukunft.

Meditation

In unserem tiefsten Inneren schlummern mächtige Selbstheilungskräfte, von denen wir meistens kaum Notiz nehmen. Der Geist kann den Körper stark beeinflussen und verändern. Wie zahlreiche wissenschaftliche Studien belegen, kann regelmäßiges Meditieren den Blutdruck senken, den Puls verlangsamen und Stress abbauen. Zudem funktioniert das Immunsystem besser, wie andere Untersuchungen zeigen. Wer täglich meditiert, erhöht außerdem nachweislich seine körperliche und geistige Konzentrationsfähigkeit. Erwähnen möchte ich auch eine Studie, die auf dem internationalen Kardiologiekongress in Orlando, USA, vorgestellt wurde. Die Teilnehmer an der Studie übten sich seit fünf Jahren in transzendentaler Meditation: Bei dieser indischen Meditationstechnik meditiert man normalerweise zweimal 20 Minuten täglich, um seinen Geist zu entspannen und sein Bewusstsein zu erweitern. Wie man herausfand, war die Gefahr, an einer Herz-Kreislauf-Erkrankung zu sterben, bei denjenigen, die meditierten, um 43 Prozent niedriger als in der nicht meditierenden Vergleichsgruppe. An der Studie nahmen 201 Patienten im Alter von durchschnittlich 59 Jahren teil. Anzumerken ist dabei, dass medikamentös behandelte Patienten ihre Behandlung in beiden Gruppen fortsetzten. Die Ergebnisse der Studie sind rational nur schwer erklärbar. Fest steht allerdings, dass jemand, der regelmäßig meditiert, wesentlich weniger unter Stress leidet. Und da Stress bekanntlich ein großer Risikofaktor bei Herz-Kreislauf-Erkrankungen ist, könnte dies ein erster Erklärungsansatz sein.

Jeder Mensch kann meditieren. Dazu muss man sich bloß im Schneidersitz auf den Boden setzen und still und unverwandt einen Gegenstand anblicken. Sie halten die Augen halb geschlossen, legen die Hände auf die Knie, Daumen und Zeigefinger formen dabei einen Kreis, und richten die Wirbelsäule auf. Die indischen Gurus vergleichen die Haltung der Wirbelsäule mit einem Stapel Goldmünzen. Wichtig ist, dass Sie bequem sitzen, denn unbequemes Sitzen kann bei der Meditationsübung stören. Legen Sie sich also ruhig ein Kissen unter, oder setzen Sie sich auf einen Stuhl, wenn Sie an Rückenschmerzen leiden.

Wenn Sie gut sitzen, müssen Sie üben, ganz leer zu werden, an nichts zu denken – nur an den Gegenstand, den Sie betrachten. Schon bald werden in Ihrem Kopf erste Gedanken auftauchen, sogenannte *Flashbacks* – über die nahe oder ferne Vergangenheit oder darüber, was Sie heute, nächste Woche oder kommenden Monat noch erledigen müssen. Erkunden Sie die störenden Gedanken, und lernen Sie in einem ersten Schritt, sie loszulassen. Man kann diese Übung mit einem Gewässer vergleichen, das durch herumwirbelnde Schmutzpartikel getrübt ist. Sie müssen nichts weiter tun, als ruhig abzuwarten, bis die Schmutzpartikel zu Boden sinken und das Gewässer wieder klar und rein ist. Der Gegenstand, den Sie betrachten, kann zum Beispiel eine Kerzenflamme sein. Wenn es Ihnen nur fünf Minuten gelingt, Ihre gesamte Energie und Aufmerksamkeit in diesem einen leuchtenden Punkt zu versammeln, werden Sie in sich neue Kräfte spüren. Stellen Sie sich einen Laserstrahl vor, dessen Licht sich über eine große Mauer verteilt. Nichts passiert. Doch wenn sich dieselbe Energie nur auf einen Punkt richtet, kann der Laserstrahl die Mauer durchbrechen.

Bei der Meditation ist es wichtig, dass Sie den täglichen Termin mit sich selbst beharrlich und regelmäßig einhalten. Zudem spielt dabei die Atmung eine große Rolle. Wenn Sie lernen, ruhig, langsam und tief zu atmen und bewusst auf Ihren Atem achten, werden Sie stärker von den positiven Wirkungen der Meditation profitieren. Es gibt viele Meditationstechniken und unzählige Bücher darüber. Ich empfehle Ihnen, in sich hineinzuhören und dem nachzuspüren, was Ihnen guttut, damit Sie, wenn Sie so weit sind, Ihre eigene Methode entwickeln können. Den Weg der Meditation muss man mit Leidenschaft verfolgen, und wer ihn für sich entdecken will, muss die Methode finden, die am besten zu ihm passt.

Kapitel 9

Gehirn-Jogging

*»Mein Gehirn ist mir
mein zweitliebstes Organ.«*
Woody Allen

Unser Gehirn nutzt normalerweise nur 10 bis 12 Prozent seiner Kapazitäten: Wir klimpern nur auf einer Taste herum, obwohl wir die schönsten Symphonien komponieren könnten. Unser Gehirn ist enorm leistungsfähig, und anders, als manche uns weismachen wollen, ist die Menge unserer grauen Zellen nicht von vornherein festgelegt und nimmt im Laufe der Jahre auch nicht ab. Wir können unsere intellektuellen Fähigkeiten und unser Gedächtnis trainieren und verbessern: Wir schlüpfen so in Siebenmeilenstiefel, mit denen wir schneller und besser vorankommen. Allein mit der Kraft unserer Gedanken und der Konzentration können wir uns und andere beeinflussen – und manchmal sogar rätselhafte Welten streifen.

Das menschliche Gehirn enthält 100 Millionen graue Zellen und hat, wenn man es berührt, die Konsistenz eines hart gekochten Eis. Als Grundbrennstoff nutzt es unter anderem Zucker und Sauerstoff. Das Gehirn übernimmt die wichtigsten Aufgaben in unserem Organismus, doch nur wenige denken daran, es zu pflegen, zu schützen und seine Fähigkeiten auszu-

bauen. Dabei bestimmt sein Zustand über unsere Lebensquali-
tät. Im Gehirn spielt sich alles ab: Freude, Genuss, Intelligenz.
Als der Mensch noch in Höhlen lebte, bestimmte die Muskelkraft, wer welche Position in der Rangordnung einnahm oder
Herrscher über ein Gebiet war. Heute ist die Intelligenz an ihre
Stelle getreten. Der Mensch kann, wie die Beispiele Facebook,
Google oder Microsoft zeigen, mithilfe von Intelligenz und
Vorstellungskraft ein Imperium aus dem Nichts aufbauen. Wer
seine Gehirnleistung steigert, kann schneller denken und reagieren, sich mehr merken und effizienter arbeiten. Das Gehirn lässt sich gewissermaßen mit unserer Muskulatur vergleichen. Wer einen sportlichen Körper haben will, darf nicht nur
seine Bauchmuskeln, sondern muss auch alle anderen Muskeln trainieren. Dasselbe gilt für das Gehirn. Nur wenn man
tagtäglich seine gesamten Fähigkeiten trainiert, kann es leistungsfähiger werden. Wenn das Schicksal zuschlägt und es zu
einer neurodegenerativen Erkrankung wie Alzheimer kommt,
besitzt das Gehirn dann sogar die Fähigkeit, den endgültigen
Ausbruch der Krankheit hinauszuzögern.

Veränderung der Gehirnstruktur

Die kognitive Reserve

Es ist, wie Michel Lejoyeux gesagt hat: »Alles Neue reizt uns,
macht uns neugierig und stimuliert uns.« Ein »trainiertes« Gehirn verfügt tatsächlich über ein Notstromaggregat, das Schä-

den im Ernstfall begrenzt: Man bezeichnet dies als kognitive Reserve, sozusagen als eine Gehirnleistung auf Abruf. Um seine kognitive Reserve zu verbessern und seine neuronalen Schaltkreise zu stärken, muss man täglich trainieren. Wenn man sich beispielsweise bemüht, einen wissenschaftlichen Gedankengang zu verstehen, der nicht ins alltägliche Beschäftigungsgebiet fällt, stimuliert man neue Hirnregionen. Auch wenn man zwei Dinge gleichzeitig tut – etwa Telefonieren und Zeitung lesen –, wird das Gehirn zur Bildung neuer neuronaler Schaltungen angeregt. Oder wenn man sich an ein neues Rezept heranwagt, das die bisherigen Kochkünste erweitert. Anders als viele meinen, können sich neue neuronale Schaltkreise auch jederzeit und in jedem Alter bilden. Folgendes dürfte manch einen überraschen: Man wird nicht mit einer bestimmten Neuronenmenge geboren, die dann im Laufe der Jahre dahinschwindet. Diese These ist nicht zu halten. Vielmehr liegt die Entwicklung unseres Gehirns in unserer eigenen Hand. Wir bestimmen, was aus unserem Gehirn wird. Wir haben die Wahl: Wir können zulassen, dass unser Gehirn mit den Jahren immer stärker abbaut, oder wir trainieren täglich, um seine Leistung zu steigern. Wer allerdings möchte, dass seine persönliche Festplatte ultraleistungsfähig und superschnell ist, der muss eine wahre Gesundheitsstrategie entwickeln. Unsere Gehirnreserven stehen nämlich in direktem Zusammenhang mit unserer Lebensführung. Das bedeutet, unsere kognitive Reserve hängt von unseren Umweltreizen ab, ebenso wie unsere psychoaffektive Reserve von unseren sozialen Beziehungen.

Wer über gute Gehirnreserven verfügt, kann den Ausbruch neurodegenerativer Krankheiten beträchtlich hinauszögern, weil die Zahl der Synapsenverbindungen höher und neue neuronale Schaltkreise somit besser aktiviert werden können. Das Gehirn ist flexibler und kann Krankheiten besser widerstehen. Die Bildung alternativer Netze ist eine Art Deichbaumaßnahme, die vor Krankheiten schützt, die das Gehirngewebe schädigen. Wir müssen also den Speicherplatz in unserem Gehirn vergrößern, die Informationsübertragung ausbauen und unsere Fantasie anregen – wie im Übrigen schon Victor Hugo wusste, der sagte: »Fantasie ist Intelligenz in Erregung.«

Der allgemeine Gesundheitszustand

Dass sich der allgemeine Gesundheitszustand direkt auf den Zustand des Gehirns auswirkt, versteht sich von selbst. Das Gehirn braucht Sauerstoff, wenn es gut arbeiten soll. Diesen liefert das Hämoglobin im Blut, das über die Arterien zugeführt wird. Wenn die Arterien verkalkt und somit verengt sind, wird das Gehirn schlecht versorgt. Unter Umständen kann es durch einen Gefäßverschluss sogar zum Schlaganfall kommen – mit furchtbaren Folgen wie halbseitiger Lähmung oder Verlust des Seh- oder Sprachvermögens. Die Arterien dürfen also nicht verstopfen, damit der wichtige Brennstoff für das Gehirn ungehindert in die Zellen gelangen kann.

Darum sollte der Cholesterinspiegel regelmäßig überprüft werden: Wenn er zu hoch ist, fördert er die Bildung von Gefäßablagerungen (siehe Kapitel 2). Man kann den Cholesterinspiegel durch eine cholesterinarme Ernährung senken, und wenn das nicht reicht, kann der Hausarzt auch bestimmte Medikamente verschreiben. Hilfreich sind zudem Produkte der Nahrungsmittelindustrie wie Joghurt- oder Margarinesorten, die Phytosterine enthalten und den Cholesterinspiegel um 10 bis 15 Prozent senken können. Außerdem empfiehlt es sich, die Blutfette, die Triglyceride, zu überwachen.

Auch Diabetes trägt zur Bildung von Gefäßablagerungen bei (siehe Kapitel 2). Nicht zufällig besteht ein Zusammenhang zwischen Diabetes und Schlaganfallrisiko. Der Blutzuckerspiegel darf daher nie zu hoch sein, ob bei insulinpflichtigem Diabetes oder bei Altersdiabetes, der mit Tabletten behandelt wird. Ein zu hoher Blutzuckerspiegel wirkt wie Gift und verstopft sämtliche Blutgefäße: Dies kann zu Herzinfarkt, Venenentzündungen in den Beinen oder Augenschäden führen.

Bluthochdruck ist genauso gefährlich – und tückisch. Er kann sich jahrelang entwickeln, bevor er Symptome zeigt: etwa Kopfschmerzen oder das Gefühl, als ob sich Fliegen vor den Augen bewegen. Unter Umständen ist der Blutdruck im Schlaf völlig normal und steigt nur in bestimmten Momenten an. Wenn Sie in diesem Punkt völlig beruhigt sein möchten, können Sie zu einem einfachen Mittel greifen: Ihr Arzt kann ein kleines Kästchen an Ihrer Taille anbringen, das die Blutdruckwerte kontinuierlich aufzeichnet. So kann er feststellen, ob sich Ihr Blutdruck stets im Normalbereich bewegt. Der Blutdruck lässt sich zudem gut an den Äderchen im Auge ablesen. Die feinen Gefäße reagieren sehr sensibel auf zu hohen Blutdruck. Durch Messung des Augeninnendrucks kann der Augenarzt feststellen, ob die Blutgefäße in den Augen beschädigt sind. Bluthochdruck kann sich manchmal schleichend über Jahre entwickeln und große Schäden im Organismus hervorrufen. Das Gehirn gehört zu den ersten Organen, die dafür bezahlen müssen. Dabei lässt sich Bluthochdruck auf verschiedene Weise erfolgreich behandeln. So wie es in jedem Haushalt ein Fieberthermometer gibt, sollte jeder auch ein Blutdruckmessgerät zu Hause haben. Sollte der Arzt bei Ihnen Bluthochdruck feststellen, wird er verschiedene Untersuchungen veranlassen, um den Ursachen auf die Spur zu kommen und festzustellen, zu welchen Schädigungen es bereits gekommen ist.

Lern- und Gedankenvorgänge

Gedanken, die man regelmäßig wiederholt, können die Gehirnstruktur verändern. Wissenschaftler haben die Teilnehmer einer Studie gebeten, fünf Tage lang auf dem Klavier mit der rechten und linken Hand ausdauernd eine Notenfolge zu üben, bei der alle Finger vom Daumen bis zum kleinen Finger gleichmäßig zum Einsatz kamen: »c, d, e, f, g, f, e, d, c«. Nach den fünf Tagen zeigte eine MRT-Aufnahme (Magnetresonanztomographie), dass sich die für die Fingerbeugung zuständige Hirnregion, im Vergleich zu den MRT-Aufnahmen vor den Übungen, eindeutig vergrößert hatte. Eine andere Gruppe wurde von den Wissenschaftlern gebeten, nicht selber Klavier zu spielen, sondern bei allen Übungen neben dem Klavier-

spieler zu stehen und sich vorzustellen, dass sie die Klavier-
übung selber durchführten. Überraschenderweise wies das
Gehirn der Nichtspieler in den MRT-Aufnahmen schließlich
dieselben Veränderungen auf wie das der Klavierspieler. Durch
Konzentration, Vorstellungskraft und Gedanken hatten die
»Zuschauer« dasselbe Ergebnis erzielt wie die »Aktiven«. Man
kann also das Gehirn durch das Erlernen von körperlichen Ab-
läufen, Gedankengängen oder bestimmten Argumentations-
ketten tagtäglich trainieren und stärken. Wenn jemand beispielsweise täglich Jonglieren übt, entwickeln sich die Gehirn-
bereiche, die für die Fähigkeit des Jonglierens zuständig sind.
Auf der MRT-Aufnahme kann man sehen, dass die entsprechenden Gehirnregionen verdickt sind. Hört derjenige dann
mit dem Jonglieren auf, verkleinern sich die Jonglier-Regionen
nach einigen Monaten wieder.

Wenn man die Gehirne von eineiigen Zwillingen vergleicht,
stellt man fest, dass sie bei der Geburt zwar vollkommen iden-
tisch sind, sich aber durch unterschiedliche Erlebnisse und
Lernerfahrungen nach einigen Jahren auseinanderentwickeln.
Da wir dank der Fortschritte bei den bildgebenden Verfahren
heute direkt ins Gehirn blicken können, wissen wir, dass unsere
Gedanken und Handlungen unsere Gehirnstruktur verändern
können. Das Gehirn schafft sich in dem begrenzten Raum, der
ihm zur Verfügung steht, auf wundersame Weise Platz, indem
es Gehirnwindungen bildet. Zur Verdeutlichung können Sie
sich vorstellen, Sie würden ein großes Tuch in eine Dose stop-
fen: Aus Platzmangel würde es viele Falten schlagen. Genau das
passiert mit dem Gehirn im Schädel. Wie uns die Forschung

erklärt, entspricht das Gehirn, wenn wir es auf einem Tisch ausbreiten würden, einer sage und schreibe 2 Quadratmeter großen und 3 Millimeter dicken Fläche. Zudem verfügt es über eine echte Plastizität, das heißt, es verändert sich und entwickelt sich fortlaufend weiter, wobei die stark genutzten Bereiche wachsen und die Zellen, die zu lange inaktiv sind, schrumpfen. Wenn man das Gefühl hat, eine neue berufliche Tätigkeit, eine neue Liebe oder neu gewonnene Erkenntnisse hätten einen verändert, dann spiegeln sich diese Veränderungen auch in der MRT-Aufnahme des Gehirns wider. Wenn wir allerdings tagtäglich dasselbe tun und sich unsere Gedanken ständig im Kreis drehen, arbeitet unser Gehirn auf Sparflamme. Das Gehirn wird faul, wenn man sein Leben – wie Charlie in *Moderne Zeiten* – mit eintönigen Tätigkeiten zubringt. Es geht quasi in den Standby-Modus. Darum sollte man in jedem Alter immer wieder Neues lernen, um die schlafenden Gehirnzellen zu stimulieren. Sie warten schon darauf.

Wie man neue graue Zellen bildet

Schluss mit der Routine

Im tiefsten Innern unseres Gehirns verbirgt sich eine Art Geheimpolizei, Hippocampus genannt, die quasi mit einem Radar überwacht, ob es irgendwelche Neuigkeiten gibt. Wenn ja, vergleicht sie diese mit den alten, bereits gespeicherten Daten. Sollte es sich tatsächlich um etwas Neues handeln, sendet sie

Signale an andere Hirnregionen, die nun das Glückshormon Dopamin ausschütten. Wie Forschungen zeigen, stimulieren wir durch Neues das Gedächtnis.

Wenn wir unsere gewohnten Bahnen verlassen, kann sich das Gehirn weiterentwickeln und leistungsfähiger werden. Gewohnheit und Gleichförmigkeit zerstören unsere intellektuellen Fähigkeiten wie ein Gift. Flexibles Denken, Gedächtnis und Intelligenz brauchen den Wandel: Veränderungen sind der Treibstoff, der dafür sorgt, dass das Gehirn funktions- und leistungsfähig bleibt und im Laufe der Zeit nicht unweigerlich abbaut. Neurodegenerative Erkrankungen sind die Geißel unserer Zeit und nehmen beständig zu. Wie viele Menschen leiden im Alter an einer eingeschränkten Funktionsfähigkeit ihres Gehirns und nehmen schicksalsergeben hin, dass ihre Denkfähigkeit einrostet? Sie tun damit genau das Gegenteil von dem, was ihrer Gesundheit guttun würde: Sie klammern sich an Gewohnheiten und altbekannte Abläufe. Sie vermeinen, sich so zu schützen, bringen sich damit aber erst recht in Gefahr. Man lebt riskant, wenn die kleinen täglichen Herausforderungen fehlen, die täglichen Aufgaben allzu leicht von der Hand gehen, Überraschungen ausbleiben und neue soziale Kontakte Mangelware sind. Unsere moderne Gesellschaft macht heute jede Anstrengung überflüssig: Fahrstuhl, Auto und auch die zunehmend weichere Nahrung führen dazu, dass wir uns körperlich und geistig immer weniger anstrengen. Die Sterblichkeit bei Menschen im Ruhestand ist höher als bei Berufstätigen gleichen Alters. Wir können unsere Gesundheit durch Golf, Bridge oder Kreuzworträtsel nicht ausreichend fördern. Das

Gehirn lässt sich nicht von Kinderspielen täuschen, selbst wenn sie im Pseudogewand von Senioraktivitäten daherkommen.

In zahlreichen Studien wurde untersucht, wie sich Gewohnheiten und Veränderungen bei Ratten auswirken. Dazu verglichen die Forscher Ratten in ihren Käfigen: Die einen mussten sich mit vielfachen Veränderungen auseinandersetzen, die anderen lebten in geordneten Bahnen. Schon bald stellten die Forscher fest, dass bei den »Gewohnheitstieren« Libido und Appetit nachließen und sie sich kaum noch bewegten, sondern ganze Tage in der Ecke kauerten. Wie eine US-Studie von Michael Bardo zeigt, rufen Veränderungen, die die Tiere als überraschende Erfahrung erleben, im Gehirn dieselbe Wirkung wie Kokain hervor. Diese Ergebnisse erklären, warum sich viele Menschen im Urlaub müder fühlen als sonst und manche regelrecht deprimiert sind. Wir haben aus ärztlicher Sicht nichts dagegen, wenn man sich im Urlaub wohlfühlen, vergnügen und es sich einfach gut gehen lassen will. Doch in einem gleichförmigen Urlaub ohne viel Abwechslung werden weniger Glückshormone ausgeschüttet. Viele Menschen erleben jedoch im Urlaub keinerlei Abwechslung oder Abenteuer: Sie tauschen letztendlich nur ihre Alltagsgewohnheiten gegen Urlaubsgewohnheiten ein. Was man allgemein unter Wohlgefühl, Entspannung und Freizeit versteht, ist leider sehr einseitig.

Man muss darum die Regeln brechen und für sich definieren, was einem wirklich gefällt – auch wenn die anderen komisch gucken. Wenn Ihnen der Haushalt Spaß macht, sollten Sie das sich und anderen eingestehen; wenn Sie liebend gern Holzböden abschleifen und beizen, sollten Sie nicht so tun, als wäre das für Sie die größte Strafe, sondern allgemein kundtun, dass Ihnen das Spaß macht und Sie entspannt. Glück beginnt unter anderem damit, dass man das zu lieben wagt, was andere schrecklich finden. Wir müssen lernen, falls nötig, bestimmte Regeln zu brechen. Also das Gegenteil von dem zu tun, was man uns in der Schule beigebracht hat, wo wir uns unentwegt anpassen mussten. Unsere Lehrpläne sollten ein Unterrichtsfach umfassen, in dem man lernt, sich zu verändern und ausgetretene Pfade zu verlassen. Heute liegt nämlich vor allem darin der Schlüssel zum Erfolg. Letztendlich ähnelt der Mensch auch einer Schlange: Wer sich nicht rechtzeitig häutet, stirbt einen langsamen Tod.

Selbstbeherrschung

Wille und Willensschwäche

Wir alle haben wohl schon die Erfahrung gemacht, dass zwischen unseren Zielen, also dem, was wir uns vornehmen, und der Wirklichkeit eine gewisse Lücke klafft. Viele gute Vorsätze laufen ins Leere, und die daraus resultierenden Misserfolgserlebnisse werten häufig unser Selbstbild ab. Man fühlt sich schwach – als Mängelexemplar – und wirft sich Willensschwäche vor. Um dem zu entkommen, verschiebt man gern auf morgen, was man eigentlich endlich heute schaffen wollte. Doch morgen läuft die Sache in der Regel nicht besser, und man ist wieder mit seinem Misserfolg konfrontiert. Die Jahre vergehen, ohne dass etwas passiert. Schlankheitsdiäten sind das beste Beispiel dafür, wie man durch mangelnde Selbstbeherrschung immer wieder vor seinem Misserfolg steht. Mehr als die Hälfte der Bevölkerung würde gern abnehmen, doch die meisten scheitern daran. 85 Prozent derjenigen, die eine Schlankheitsdiät machen, nehmen im darauffolgenden Jahr wieder zu. Ich bin immer wieder überrascht, welche ernährungswissenschaftlichen Kenntnisse manche Patienten mitbringen, die beim Abnehmen meine Hilfe suchen. Sie kennen sich sehr gut aus. Sie wissen genau, was sie essen sollten und was nicht, und dass es keine harmlosen Medikamente gegen Fettleibigkeit gibt. Meistens verfügen sie auch über reichlich Erfahrung mit sämtlichen unwirksamen Methoden, die der Markt bereithält. Oft habe ich geradezu das Gefühl, ich sitze Ernährungsexperten gegenüber, für die ich eigentlich gar nichts oder nur wenig tun kann.

Den Leidensweg dieser Menschen kann man auf einen gemeinsamen Nenner bringen: Sie können der Versuchung nicht lange widerstehen, werden schwach und sind schließlich über ihre Willensschwäche bekümmert. Wenn man beim Abnehmen dauerhaft erfolgreich sein will, muss man, meine ich, mit dem Grundlegenden anfangen: der Selbstbeherrschung. Das ist nicht irgendein Wort, sondern der Schlüssel dazu, seine täglichen Niederlagen endlich in Erfolge zu verwandeln. Selbstbeherrschung kann man trainieren und stärken – so wie man durch regelmäßiges Training die Bauchmuskeln kräftigen kann. Das sensible Gleichgewicht aus Vernunft, Versuchung und Lustprinzip wird allein vom Gehirn gesteuert, das bei der Impulskontrolle die entscheidende Rolle spielt.

Der Marshmallow-Test

In den 1970er-Jahren begann ein berühmtes Experiment mit vierjährigen Kindern. Die Ergebnisse liegen uns erst heute vollständig vor. Wissenschaftler setzten Kinder dazu einzeln an einen Tisch, auf dem zwei Teller standen. Auf dem einen lag ein Marshmallow, auf dem anderen hingegen zwei. Der Wissenschaftler erklärte dem Kind nun, dass er den Raum gleich verlassen werde. Wenn das Kind die Klingel auf dem Tisch nicht betätigen würde, um ihn zurückzurufen, sondern warten würde, bis er von allein zurückkam, dürfte es die beiden Marshmallows essen. Wenn es die Geduld nicht aufbringen würde, nur das eine. Eine versteckte Kamera zeichnete das Verhalten der Kinder auf. Manche entwickelten ihre eigenen Strategien, um besser widerstehen zu können, andere aßen sofort das eine Marshmallow. 40 Jahre später untersuchten die Wissenschaftler, was aus den Kindern geworden war, und verglichen die Daten mit den damaligen Ergebnissen. Sie fanden heraus, dass die geduldigen Kinder, die die Klingel nicht betätigt hatten, eine andere Entwicklung als die übrigen genommen hatten. Sie konnten aufgrund ihrer Noten im Allgemeinen eine Universität besuchen, waren erfolgreicher im Beruf, lebten in größerem Wohlstand, führten außerdem ein glücklicheres Eheleben und waren gesünder. Wir haben es hier mit einem interessanten Erziehungsmodell zu tun: Es kommt darauf an, durch raffinierte Strategien des Gehirns seine Willenskraft einzusetzen, um sich im Leben zu behaupten und erfolgreich zu sein.

Wie neuere Forschungen belegen, besteht ein direkter Zusammenhang zwischen der Willenskraft und dem Zustand des Gehirns. Willenskraft und Selbstkontrolle hängen von der Energie ab, die dem Gehirn zur Verfügung steht. Wenn das Gehirn durch schwierige Aufgaben erschöpft ist, bleibt ihm also weniger Kraft, um Versuchungen zu widerstehen. Man muss deshalb darauf achten, seine Kräfte zu sammeln und nicht zu verschleudern. Wenn wir unsere Selbstbeherrschung optimieren wollen, müssen wir unsere Energiereserven klug nutzen und uns auf das Wesentliche konzentrieren. Die Energie, über die das Gehirn verfügt, ist nicht unendlich. Sie erschöpft sich schnell, und darum müssen wir Entscheidungen treffen, wenn wir wollen, dass unsere Wünsche wahr werden.

Folgende Situation haben Sie bestimmt schon einmal erlebt: Sie machen gerade eine Schlankheitsdiät, sind aber zum Essen eingeladen. Die Atmosphäre bei Tisch ist äußerst angespannt, mag sein, dass es berufliche Schwierigkeiten oder persönliche Konflikte gibt. Ein Teil Ihrer Energie konzentriert sich nun darauf, die Spannungen aufzulösen. Und unversehens bleibt nicht mehr viel Kraft übrig, um sich beim Essen zu beherrschen. Sie werden schwach und langen zu, obwohl es Ihnen womöglich nicht einmal schmeckt. In diesem Moment hassen Sie sich vermutlich, weil sie so willensschwach sind. Dabei wäre die Lösung ganz einfach: Sie überlassen die Leute ihren Konflikten und konzentrieren sich darauf, sich beim Essen zu beherrschen. Und noch eine Bemerkung: Alkohol schwächt bekanntlich die Widerstandskraft und verringert damit die Selbstkontrolle.

Übungen zur besseren Selbstbeherrschung

Man kann seine Selbstkontrolle durch bestimmte Übungen stärken. Im Folgenden finden Sie einige wichtige Punkte, die Sie – wie bei einem Fitnessplan – tagtäglich trainieren sollten.

- Das Prinzip der Welle: Denken Sie mit aller Kraft an eine Welle: Sie baut sich langsam auf, bricht sich und läuft am Strand aus. Nun stellen Sie sich etwas als eine Welle vor, auf das Sie Lust verspüren – beispielsweise eine Süßigkeit, die Sie naschen, oder eine Zigarette, die Sie rauchen möchten. Nach einigen Wellen werden Ihre Gelüste wie von selbst verschwinden.

Schon kleine Verhaltensmaßnahmen beeinflussen das Gehirn

Mit kleinen Verhaltensmaßnahmen kann man sich mental konditionieren und Gedankengänge verändern. Dieses Alltagsverhalten trägt wesentlich dazu bei, seine inneren Kräfte zu mobilisieren. Hierzu einige Beispiele:

- Halten Sie sich so gerade wie ein Tänzer, und lassen Sie sich nicht hängen. Stellen Sie sich beim Gehen vor, Sie würden einen Bücherstapel auf dem Kopf balancieren. Die Wirkung werden Sie umgehend spüren: Wenn Sie sich gerade halten, haben Sie das Gefühl, andere und Situationen, aber auch sich selbst besser im Griff zu haben.

- Oder benutzen Sie im Laufe des Tages probeweise einmal die linke Hand – sofern Sie Rechtshänder sind: Halten Sie Ihre Tasse, oder drücken Sie den Fahrstuhlknopf mit links. Dadurch werden inaktive Gehirnschaltungen stimuliert und neue Energien mobilisiert, die die Selbstbeherrschung bei kleinen Alltagshandlungen optimieren.
- Oder bücken Sie sich zur Abwechslung nicht, indem Sie sich vorbeugen, sondern in die Hocke gehen.

- Vermeiden Sie gefährliche Situationen: Damit die Willenskraft, die Ihr Gehirn aufbringen kann, nicht zu schnell erschöpft ist, müssen Sie selbstverständlich Situationen, die besondere Widerstandskraft erfordern, aus dem Weg gehen. Wenn Sie kurz vorm Mittagessen beim Metzger einkaufen, braucht Ihr Gehirn viel Energie, um der Versuchung zu widerstehen. Nach diesem Kampf mit sich selbst bleibt nicht mehr viel Kraft für kommende Herausforderungen.
- Leben Sie im Moment, und verschieben Sie nichts auf morgen. Nur wenn Sie im Hier und Jetzt leben, gelangen Sie nicht irgendwann in die unangenehme Lage, alles furchtbar zu bereuen. Vergessen Sie nie: Was Sie heute nicht tun, tun Sie nie. Man braucht geeignete Mittel, mit denen man Selbstkontrolle und Willenskraft stärken kann. Sie sind nicht angeboren, sondern müssen Tag für Tag erarbeitet werden. Den Moment zu leben und nicht in der Vergangenheit oder Zukunft ist

ein erster Schritt. Ich möchte Ihnen ein Beispiel nennen: Sie halten seit einigen Tagen Diät, aber an diesem Morgen duftet das Croissant einfach zu verführerisch, und Sie werden schwach. Dabei wissen Sie genau, dass Sie 7 Kilometer joggen müssen, um die Kalorien wieder wettzumachen. Sich nun zu sagen, dass Sie mit dem Abnehmen genauso gut morgen anfangen können, wäre ein Fehler. Denn dann kommen die Kalorien, die Sie an diesem Tag zu viel zu sich nehmen, noch hinzu, und mit jedem Tag wird es schwieriger, das angestrebte Ziel zu erreichen. Sie sollten Ihr Ziel im Gegenteil sofort neu definieren – wie ein Segler, der seinen Kurs korrigiert, wenn er günstige Winde nutzen kann.

Wenn wir unsere inneren Kräfte stärken, die uns eine bessere Selbstbeherrschung ermöglichen, verfügen wir über ausreichend Energie und Antrieb, um unsere Ziele zu erreichen. Allerdings müssen wir sie Tag für Tag trainieren. Mangelnde Selbstkontrolle kann zu einem fortschreitenden Persönlichkeitsverlust und eines Tages zu einer gewaltigen Kluft zwischen dem führen, der man eigentlich ist, und dem, was man im Alltag lebt. Wenn diese Kluft wächst, kann sie zum Einfallstor für gefährliche Ersatzmittel werden: Alkohol und irgendwann Alkoholismus, Kalorienorgien und später Fettleibigkeit, Rauchen, Drogen oder Antidepressiva, damit man das endlose Elend überhaupt noch erträgt.

Gedächtnistraining

Die Bedeutung unseres Gedächtnisses

Ein leistungsfähiges Gedächtnis ist für unser Leben von grundlegender Bedeutung. Das begreift man in der Regel früh. Mit einem guten Gedächtnis kann man Prüfungen in der Schule und Aufnahmeprüfungen an der Universität besser bestehen. In meinem Medizinstudium musste ich schon bald erkennen, dass ich mein Gedächtnis verbessern musste, wenn ich keine Probleme bekommen wollte. Und später, als ältere Menschen, haben wir dann panische Angst davor, unser Gedächtnis zu verlieren: Am Horizont lauert das Gespenst der Alzheimer-Krankheit (siehe Kasten unten). Wie man festgestellt hat, schützen eine rege Gehirntätigkeit und ein gutes Gedächtnis vor Alzheimer. Man kann den Ausbruch der Krankheit zwar nicht verhindern, aber hinauszögern: Und ob man mit Anfang 70 oder mit 85 Jahren an Alzheimer erkrankt, ist ein gewaltiger Unterschied.

Die Alzheimer-Krankheit

Die Alzheimer-Krankheit ist eine bedrohliche degenerative Erkrankung, von der jeder achte Mann und jede vierte Frau betroffen ist. Sie ist nicht nur eine Alterserscheinung: Auch junge Menschen können daran erkranken. Was die Krankheit so furchtbar macht, ist, dass die Betroffenen nach und nach ihr

Gedächtnis, ihre Identität und Sprache verlieren. Sie erkennen ihre nächsten Angehörigen nicht mehr, werden sich selber fremd und verlieren oft jeden Lebensmut. Ist die Krankheit einmal ausgebrochen, gibt es kein Medikament, das die irreversible Zerstörung der Nervenzellen aufhalten könnte. Die Patienten sterben nach einem oft jahrelangen Martyrium. Die Ursache der Alzheimer-Krankheit kennen wir bis heute nicht. Bekannt sind jedoch einige Risikofaktoren wie Cholesterin, Diabetes, Bluthochdruck, Rauchen oder Fettleibigkeit. Der Zusammenhang leuchtet auch sofort ein, denn wenn die Gefäße verkalkt sind, die das Gehirn mit Blut versorgen, funktioniert das Gehirn nicht mehr einwandfrei. Doch es gibt noch andere Faktoren. Körperliche und geistige Aktivitäten bilden nämlich ein ausgezeichnetes Bollwerk, das vor der Krankheit schützt. Die Zahlen sind vielsagend: Wenn man sich täglich eine halbe Stunde ohne Pause körperlich betätigt, sinkt das Risiko, in seinem Leben an Alzheimer zu erkranken, um 40 Prozent. Es gibt also eine einfache Vorsorgemethode, die noch dazu wirkt. Außerdem sollte man täglich sein Gehirn trainieren, damit es leistungsfähiger bleibt. Wenn man bedenkt, dass sich der Intelligenzquotient in einem dreiwöchigen Urlaub um zwanzig Punkte verringert, kann man sich vorstellen, was Ruhestand bedeutet ...

Ein leistungsfähigeres Gedächtnis

Das Kurzzeitgedächtnis wird zum Beispiel angeregt, wenn Ihnen ein Freund seine Telefonnummer nennt, Sie aber nichts zum Schreiben dabeihaben und die Nummer nun im Kopf behalten müssen. Das Kurzzeitgedächtnis kann ungefähr sieben Elemente in zwanzig Sekunden aufnehmen. Damit das Gedächtnis besser funktioniert, merken Sie sich die Zahlen am besten in Zweier- und Dreiergruppen. Wenn die Telefonnummer aus zehn Ziffern besteht, 06 12 53 86 09, können Sie sie nämlich viel leichter behalten, wenn Sie Dreiergruppen bilden: 061 253 860. Die letzte Ziffer 9 können Sie sich als etwas Neues vorstellen. Denn auch durch Assoziationen – Eselsbrücken – kann man seine Gedächtnisleistung steigern. Oder Sie lernen eine Fremdsprache, um die Merkfähigkeit Ihrer Neuronen zu verbessern. Manchmal kann man äußere Fakten auch zuverlässiger im Gedächtnis verankern, wenn man sie zu Gruppen zusammenfasst. Die Ziffern 1, 4, 9 und 2 etwa lassen sich leichter insgesamt als 1492 merken, noch dazu, wenn man daran denkt, dass Kolumbus in jenem Jahr Amerika entdeckt hat.

Es gibt zahlreiche einfache, praktische Übungen, mit denen Sie Ihr Gedächtnis trainieren können. Manchmal kann man dadurch sogar Zeit sparen: beispielsweise, wenn Sie viel reisen und sich die Nummer von Ihrem Pass und Personalausweis merken. Oder Ihre Sozialversicherungsnummer im Kopf haben und so manches Formular schneller ausfüllen können. Jedes Mal, wenn Sie sich an die Nummer erinnern müssen, stimulieren Sie wieder Ihr Gedächtnis und verblüffen zudem

Ihre Begleitung, die erst in ihren Papieren nach der richtigen Zahl kramen muss. Sie können auch simple mnemotechnische Methoden dabei zu Hilfe nehmen, die Nummer also mit einer Postleitzahl, einem Geburtsdatum oder einer Hausnummer verknüpfen. Gedankenassoziationen sind hervorragend geeignet, um das Hirn aktiv zu halten. Als weitere nützliche Übung empfiehlt sich, neue Informationen wie unbekannte Vokabeln einer Fremdsprache vor dem Schlafengehen zu wiederholen und sich am Ende der Woche alle neu gelernten Wörter einzuprägen.

Wer Fisch isst, fördert sein Gedächtnis

»Fisch essen macht klug und ist gut fürs Gedächtnis.« Manche Volksweisheit hat doch ihren wahren Kern. Der Wahrheitsgehalt dieser Lebensweisheit wurde gerade bestätigt. Auf einem renommierten Kongress in Pittsburgh, USA, präsentierte die Wissenschaft erstaunliche Zahlen. Cyrus Raji beobachtete zehn Jahre lang 260 Erwachsene, die er in zwei Gruppen unterteilte: Die eine aß mehrmals pro Woche Fisch, die andere nie. Wie seine zehnjährige Studie zeigte, war bei denjenigen, die ein bis vier Mal pro Woche Fisch aßen, die graue Substanz mehrerer Hirnregionen besser erhalten – darunter in einem Schlüsselbereich, dem Hippocampus, der eine wesentliche Rolle für das Gedächtnis spielt. Normalerweise schrumpfen graue Substanz und Hippocampus im Laufe des Lebens. Für die Fischesser galt dies aber nicht.

Da wir bisher keine wirksamen Medikamente besitzen, um das Gedächtnis zu schützen und zu stimulieren, ist diese Erkenntnis von großer Bedeutung. Beim Vergleich der grauen Substanz in beiden Patientengruppen stellten die Forscher zudem fest, dass das Risiko, in den nächsten fünf Jahren an leichten Gedächtnisstörungen oder einer Alzheimer-Erkrankung zu leiden, bei den Fischessern um 20 Prozent geringer war. Zudem schnitt die Gruppe der Fischesser am Ende der zehnjährigen Studie bei Gedächtnistests weit besser und bei kognitiven Tests besser ab.

Vorsicht Gefahr!

Manche Fische wie Aal sollte man auf keinen Fall verzehren. Im Aalfleisch reichern sich Umweltgifte wie Dioxin, PCB und Methylquecksilber sowie Schwermetalle wie Blei, Kadmium und Quecksilber an, die der Fisch nicht abbauen kann. Wenn wir Aal essen, nimmt unser Körper die Gifte auf, die sich dann bevorzugt in fettreichen Organen wie unseren grauen Zellen ablagern. Fische wie Karpfen, Barbe, Brasse oder Wels sind zwar nicht ganz so stark mit PCB belastet, dennoch sollte man weitestgehend auf den Verzehr dieser Flussfische verzichten, weil sie ebenfalls stark umweltbelastet sind und ihre Gifte an uns weitergeben können.

Wie die Forschung herausgefunden hat, spielt auch die Garmethode eine große Rolle: Davon hängt es ab, ob man von der gedächtnisfördernden Wirkung profitiert oder nicht. Gegrillter, gedämpfter, im Ofen gebackener oder in Folie zubereiteter Fisch wirkt sich positiv auf die Gedächtnisleistung aus, während frittierter Fisch seine schützende Wirkung verliert. Dies hängt mit dem Erhalt der Omega-3-Fettsäuren im Fisch zusammen. Omega-3-Fettsäuren sind seit Langem für ihre positive Wirkung auf das Herz-Kreislauf-System bekannt. So erleiden Japaner und Inuit, beides große Fischessernationen, wesentlich seltener einen Herzinfarkt. Omega-3-Fettsäuren verringern bestimmte Blutfette wie Triglyceride und halten das Blut flüssiger. Neu ist die Erkenntnis, dass sie sich auch auf das Gehirn positiv auswirken. Weil Omega-3-Fettsäuren temperaturempfindlich sind, kann man von den gesundheitsfördernden Wirkungen des Fischs nur profitieren, wenn man ihn bei milder Hitze gart.

Folgende Fische enthalten nur wenig Omega-3-Fettsäuren: Seehecht, Seelachs, Kabeljau, Weißling, Seezunge, Blauleng, Rochen, Seeteufel, Scholle und Rotzunge. Mehr Omega-3-Fettsäuren finden sich in Meerbarbe, Sardelle, Seebarsch, Dorade, Steinbutt, Hecht und Heilbutt. Besonders reich an Omega-3-Fettsäuren sind Lachs, Thunfisch, Sardinen, Makrele und Hering. Alle diese Fische enthalten nicht nur Omega-3-Fettsäuren, sondern sind auch reich an Eiweiß, Mineralstoffen wie Phosphor, Spurenelementen wie Jod, Zink, Kupfer, Selen und Fluor sowie an den Vitaminen A, D und E. Aus gesundheitlicher Sicht sollte man also Fische vorziehen, die besonders viele Omega-3-Fettsäuren enthalten und gleichzeitig eine möglichst geringe Umweltbelastung aufweisen.

Kapitel 10

Magnetismus, Wahrsagerei und rätselhafte Heilungen

*»Das Übernatürliche umgibt
uns mit großer Natürlichkeit.«*

Jules Supervielle

Was wäre, wenn wir über innere Kräfte verfügen würden, die normalerweise nur in Science-Fiction-Filmen vorkommen und von denen wir bisher nichts ahnen? Wunschtraum oder Wirklichkeit? Und besitzen dann nur wenige Menschen solche Kräfte, oder kann sie jeder in sich wecken? Dank des gewaltigen wissenschaftlichen Fortschritts entdecken wir heute Dinge in den Grenzbereichen zur Normalität, die wir bisher für unvorstellbar hielten. Wenn die Medizin für ein Leiden keine Erklärung findet, schreibt sie es gern der Psyche zu. Diese ist ein bequemer Platzhalter für alles, was wir nicht verstehen. So galten Magengeschwüre lange Zeit als psychisch bedingt – bis zu jenem Tag, als man entdeckte, dass sie bakterielle Ursachen haben können und man sie einfach mit Antibiotika behandeln kann. Alles Übersinnliche wird heute systematisch in die Schublade »psychisches Phänomen« gesteckt. Doch vielleicht gibt es auf dieser Welt eine Dimension, die sich uns nicht unmittelbar offenbart: Déjà-vu-Erlebnisse, Telepathie, Wahrsagerei oder Spontanheilungen wären dafür nur einige Beispiele.

Was, wenn die Wissenschaft sie unter die Lupe nähme? Was würde sie dann finden?

Wissenschaftliche Studien stiften Unruhe

Verschiedene wissenschaftliche und medizinische Experimente haben mit seriösen Methoden zu klären versucht, was es mit bestimmten sogenannten »übersinnlichen« Phänomenen auf sich hat.

Déjà-vu-Erlebnisse: Ein effizientes Gedächtnisdoping

Déjà-vu-Erlebnisse sind durch eine Mischung aus seltsam Vertrautem und Neuem gekennzeichnet, bei dem man keine Beziehung zwischen dem, was gerade passiert, und der Vergangenheit herstellen kann. Internationale Forscherteams, insbesondere um Naoto Adachi aus Japan (Adachi et al., 2006), haben das Phänomen erforscht. Dabei trat Verschiedenes zu Tage. Erstens gab es Déjà-vu-Erlebnisse häufiger bei jungen Menschen mit einem höheren Bildungsniveau. Bezüglich Geschlecht, Wohnort oder Lebensstil ließen sich jedoch keine Unterschiede feststellen. Zweitens sind Déjà-vu-Erlebnisse umso wahrscheinlicher, je besser die Gedächtnisleistung ist. Hier offenbart sich also ein Widerspruch: Der Betroffene kramt in seinem Gedächtnis, findet nichts, womit sich das Déjà-vu-Erlebnis verbinden ließe, und hält sein Gedächtnis daher für unzuverlässig. Doch in Wahrheit ist das Gegenteil der Fall. Er besitzt ein sehr gutes Gedächtnis. Sein Gedächtnis hat nämlich unbemerkt einen Moment lang wie ein Supercomputer funktioniert. Der Flash entspricht einer analogen Situation in der Vergangenheit, die aber nicht vollständig ins Bewusstsein tritt. Nehmen wir ein Beispiel. Sie reisen in ein Land, in dem Sie noch nie waren. Sie biegen in eine Straße ein und beschließen, in einem Café ihren Durst zu löschen. Sie bestellen ein Wasser, und im selben Moment haben Sie das untrügliche Gefühl, dieselbe Szene im selben Café schon einmal erlebt zu haben. Sie durchforsten Ihr Gedächtnis – wie bei einem Polizeiverhör –, finden aber nichts. Dann sehen Sie am Nachbartisch eine Frau, die ein Kleid mit Rosenmuster trägt. Und da erinnern Sie sich. Als Sie Kind waren, hat Ihre Mutter so ein Kleid getragen. Das Detail genügte, um das Déjà-vu-Erlebnis hervorzurufen. Allerdings gibt es auch andere Erklärungsversuche. Sigmund Freud erkannte im Déjà-vu einen weit zurückliegenden Traum: Sie haben die Szene einmal geträumt, beim Aufwachen aber vergessen. Jahre später erleben Sie dieselbe Szene, können die Verbindung zu dem Traum aber nicht herstellen.

Verstärkte Aufmerksamkeit führt nicht dazu, dass man mehr wahrnimmt, wie neuere Forschungen belegen. Visuelle Informationen können unabhängig davon, wie viel Aufmerksamkeit man ihnen schenkt, ins Bewusstsein gelangen. Folglich kann man etwas sehen, ohne bewusst hinzuschauen, und sich visuelle Elemente unbewusst merken. Diese Tatsache kann verschiedene Déjà-vu-Erlebnisse erklären. Unser Gedächtnis ist in beständiger Entwicklung begriffen.

Wenn wir in unseren Erinnerungen schwelgen, verändern wir sie jedes Mal unmerklich und unabsichtlich. So können sich im Laufe der Jahre falsche Erinnerungen einschleichen. Sie entsprechen keinerlei Tatsachen, obwohl der Betroffene vom Gegenteil überzeugt ist. Wissenschaftler haben die Wirkung untersucht, die die Werbung bei der Erzeugung falscher Erinnerungen spielen kann. Sie zeigten Probanden Werbespots, die ausgiebig beschrieben, wie köstlich ein bestimmtes Dessert sei. Einige Wochen später waren die Studienteilnehmer davon überzeugt, das Dessert gegessen zu haben, obwohl sie nie davon gekostet hatten.

Telepathie unterm Scanner

Selbst in Zeiten von Handys, SMS und E-Mails ist Telepathie eine faszinierende Sache. Die Vorstellung ist geradezu schwindelerregend, mit jemandem am anderen Ende der Welt zu kommunizieren und ihn durch die Kraft der Gedanken zu beeinflussen. Aber was hat es damit nun wirklich auf sich?

Ein rätselhaftes Phänomen

Viele Experimente zur Telepathie kann man bis heute nicht erklären. Etwa die Studie von Rudolph Peters in Cambridge. Alles begann damit, dass der Wissenschaftler die Mutter eines geistig behinderten Jungen kennenlernte. Der Junge war nicht nur geistig behindert, sondern besaß auch ein extrem schlechtes Sehvermögen. Der Augenarzt war daher überrascht, als er feststellte, dass der Junge seine Umwelt perfekt erkannte. Er beschloss, einige Tests zu machen. Er schickte die Mutter dazu aus dem Raum. Doch nun konnte der Junge nicht mehr das Geringste sehen. Der Arzt setzte seine Tests fort und stellte fest, dass der Junge die Sehtests nur bestand, wenn seine Mutter mit im Raum war. Er vermutete nun, dass die Mutter dem Jungen unbemerkt vorab vereinbarte Zeichen gab. Er machte weitere Tests, wobei sich die Mutter diesmal, ohne dass das Kind dies wusste, im Nebenraum versteckte. Der Junge bestand die Tests. Der Wissenschaftler ging noch einen Schritt weiter. Er zeigte der Mutter in einem acht Kilometer entfernt gelegenen Labor nach dem Zufallsprinzip Kärtchen mit Zahlen und Buchstaben, und erkundigte sich dann bei dem Jungen per Telefon, welche Karte die Mutter gerade sah. Statistisch gesehen hätte die Trefferquote bei 10 Prozent liegen müssen. Der Junge gab aber in 32 Prozent der Fälle die richtige Antwort. Diese Beobachtung ist kein Einzelfall. Doch man müsste solche Versuche in größerem Maßstab durchführen, um die Ergebnisse zu verifizieren.

Telepathie und E-Mails

Rupert Sheldrake aus den USA hat Telepathie im Zusammenhang mit E-Mails erforscht (Sheldrake und Smart, 2005). Dazu wählte er vier Personen aus, die E-Mails versenden sollten. Die Teilnehmer der Studie sollten nun, eine Minute bevor die E-Mail gesendet wurde, bestimmen, welche Person ihnen eine E-Mail schicken würde. Nach 552 Versuchen lag die Trefferquote bei 43 Prozent, also weit über der statistischen Wahrscheinlichkeit von 25 Prozent. Bis heute lässt sich das Phänomen nicht schlüssig erklären. Derartige Versuche müssten auf größere Stichproben ausgedehnt werden, um eine zuverlässige Interpretation der Daten zu ermöglichen.

Viele Menschen haben manchmal das Gefühl, dass jemand sie gleich anrufen, ihnen eine SMS oder eine E-Mail schicken wird – was dann auch tatsächlich passiert. Interessant in diesem Zusammenhang ist, dass Telepathie im Allgemeinen nur zwischen Menschen auftritt, die sich kennen. Telepathie-Erlebnisse zwischen Unbekannten sind sehr selten.

Ein Erklärungsansatz?

Was die Telepathie betrifft, gibt es womöglich erste Ansätze einer Erklärung. Denken wir einmal an verbreitete Redewendungen wie »zwischen ihnen funkt es« oder »sie strahlt etwas aus, das mich anzieht« oder »zwischen uns stimmt die Chemie nicht«. Wissenschaftliche Studien versuchen seit Jahrzehnten herauszufinden, warum sich zwei Menschen anziehen oder einander ablehnen. Dabei wurden bestimmte Faktoren entschlüsselt, die auch jenseits von sozialem Kontext und Psychologie greifen. Häufig entspricht die Anziehung zwischen Mann und Frau ja familiären, sozialen oder Werbemustern, die in die Realität umgesetzt werden. Unbewusst integrieren wir dann in unser Unterbewusstes ein Modell des idealen Ehepartners. Dies kann der junge Titelheld eines Films, die Hauptperson eines Romans, der Schwiegersohn, den unsere Eltern gerne hätten, oder der rebellische Anführer aus unserer Klasse sein.

Die Modelle können dem entsprechen, was die Außenwelt uns vorgibt, oder in Opposition dazu stehen. Manche heiraten gerne den Traumschwiegersohn oder die perfekte Schwiegertochter, um sich von ihren Eltern weiterhin geliebt zu fühlen. Andere dagegen wählen ein Gegenmodell: Sie können sich nur intensiv spüren und selbst bestätigen, wenn sie die an sie herangetragenen Vorstellungen ablehnen und mit ihnen brechen. In beiden Fällen kann das Ergebnis dasselbe sein: Die Wahl, mit der man gefallen will oder eben nicht, entspricht nicht unbedingt den eigenen Sehnsüchten. Zahlreiche Studien haben noch nach anderen Faktoren für die Partnerwahl gesucht. Offenbar ist die Anziehung stärker, wenn die genetischen Unterschiede größer sind, zudem spielt der Geruch eine nicht zu unterschätzende Rolle für das sexuelle Begehren. Besonders der Geruch von Achseln und Schamhaaren wirkt als sexuelles Stimulans.

Noch immer gibt es viele ungeklärte Fragen, was die zwischenmenschliche Anziehung und Kommunikation betrifft – wie auch die zwischen anderen Wesen.

Verschiedene wissenschaftliche Arbeiten haben sich mit der Gedankenübertragung zwischen Mensch und Tier beschäftigt. Es gibt zahlreiche Berichte über Hunde, die scheinbar grundlos anfangen zu jaulen, wenn ihr Herrchen, das sich nicht in der Nähe befindet, in Gefahr ist. Ebenso wird von Hunden berichtet, die alles tun, um Hilfe herbeizurufen, wenn ihr Herrchen in Lebensgefahr ist.

Andere Wissenschaftler haben hingegen untersucht, wie oft Hunde am Fenster warten, um ihr heimkehrendes Herrchen zu begrüßen. Sie stellten fest: Auch wenn die Hundebesitzer zu anderen Zeiten als gewöhnlich nach Hause kamen, begaben sich die Hunde regelmäßig zehn Minuten zuvor zum Fenster. Obwohl das Herrchen also nicht zur gewohnten Zeit heimkehrte, nahm der Hund seine Position ein, um ihn zu begrüßen. Die Forscher konnten dies mithilfe einer Kamera, die sie im Haus installierten, sehr eindrucksvoll belegen. Könnte es etwa sein, dass Tiere nicht nur andere Farbspektren wahrnehmen als wir, sondern auch über Kommunikationsmittel verfügen, die uns unbekannt sind? Es gibt für uns noch viel über Tiere und ihre Kommunikationsformen zu lernen.

Der schrecklich telepathische Papagei

Das einzige Tier, das über ein rudimentäres Sprachvermögen verfügt, ist der Papagei. Einige Forscher beschäftigten sich mit den telepathischen Fähigkeiten eines außergewöhnlichen New Yorker Papageis, der 950 Wörter beherrscht. Für das Experiment wurden dem Besitzer des Papageis Bilder gezeigt, während sich der Papagei im Nebenraum befand. Die Abbildungen entsprachen Wörtern, die der Papagei beherrschte. In 32 Prozent der Fälle nannte der Papagei das richtige Wort: Das ist statistisch gesehen eine ziemlich gute Trefferquote.

Angesichts der Experimente zur Telepathie muss man also feststellen, dass diese rätselhafte Kommunikationsform nicht in jedem Fall funktioniert und manche Personen dafür empfänglicher zu sein scheinen als andere. Es ist ein wenig wie beim Autoradio: Sucht man auf der Autobahn einen bestimmten Sender, ist er manchmal da und dann wieder weg.

Ein gedankengesteuerter Roboterarm

Einige Patienten, die seit einem Schlaganfall gelähmt sind, konnten von völlig neuartigen Möglichkeiten profitieren. So haben sie beispielsweise allein durch Gedankenkraft einen Roboterarm gesteuert, um nach einer Thermosflasche zu greifen und daraus mit dem Strohhalm zu trinken. Möglich ist dies, weil bestimmte Hirnwellen von Nervenimplantaten aufgefangen werden. In den implantierten Chips werden sie in elektrische Impulse umgewandelt und dann an einen Computer gesendet, der den Roboterarm so beugt, wie der Patient es per Gedanken befiehlt. Die Implantate werden in einem chirurgischen Eingriff in den Hirnregionen platziert, von denen man weiß, dass sie Gedanken gehorchen. Für die Patienten bedeutet die neue Technik einen erheblichen Fortschritt, weil sie dadurch eine gewisse Autonomie wiedererlangen und einfache tägliche Handgriffe, wie etwa aus einem Glas zu trinken, ohne äußere Hilfe bewältigen können. Wer gelähmt ist und nicht sprechen kann, gewinnt damit ein gewaltiges Stück Freiheit zurück. Vor zwanzig Jahren hätte noch niemand zu glauben gewagt, dass man eines Tages einen Gegenstand allein durch Gedankenkraft steuern kann. Das kann man zwar nicht Telepathie im eigentlichen Sinne nennen, doch die neue Technik zeigt uns neue Möglichkeiten auf, wie das Gehirn kommunizieren kann.

Die Macht des Magnetismus

Ein Blick in die Geschichte und Biologie

Im Jahr 1820 gelang dem dänischen Wissenschaftler Hans Christian Ørsted ein Experiment, das die Erforschung des Magnetismus begründen sollte. Er legte einen Kompass neben ein Kabel, durch das Strom floss. Dann schaltete er den Strom aus, und siehe da: Die Kompassnadel wechselte die Richtung. Ein einfaches, aber bestechendes Experiment. Die Magnetnadel in einem Kompass ist ein frei beweglicher Zeiger, der sich zum magnetischen Nordpol hin dreht. Mithilfe des GPS-Vorläufers kann man so seine Position anhand der vier Himmelsrichtungen bestimmen. Das Experiment ist faszinierend: Unsichtbare Wellen können die Drehrichtung einer Metallnadel verändern. Das Unsichtbare wird auf einmal sichtbar. Und damit fängt die Geschichte erst an.

Magnetismus ist ein physikalisches Phänomen, bei dem Anziehungs- oder Abstoßungskräfte zwischen zwei Gegenständen oder bewegten elektrischen Ladungen wirksam werden. Magnetisierbare Gegenstände können auf ein Magnetfeld mit Richtungsänderungen oder Verschiebungen reagieren. Solange es sich nur um Gegenstände handelt, die durch Magneten bewegt werden, ist die Sache einfach. Doch eine medizinische Entdeckung hat die Lage der Dinge revolutioniert. Wie die Forschung zeigt, gibt es im menschlichen Gehirn magnetische Partikel, sogenannte Magnetit-Kristalle, die für äußere Magnetfelder empfänglich sind. Es handelt sich um dieselben Magnetit-Kristalle wie in einer Magnetnadel. Wir sind also zugleich Sender und Empfänger. Wenn wir wüssten, wie diese Sender-Empfänger funktionieren, könnten wir womöglich ungeahnte Fähigkeiten in uns entdecken, für die uns bislang jede Gebrauchsanleitung fehlt.

Als erste Versuchsobjekte dienten früher Tauben. Sie besitzen in ihrem Gehirn dieselben Magnetitteilchen wie wir und nutzen diese wie ein unsichtbares Radar zur Orientierung im Flug. Mithilfe ihres leistungsfähigen, zuverlässigen Navigationssystems können sie die ganze Erde umrunden. Auf langen Vogelzugstrecken finden sie den richtigen Weg mithilfe der irdischen elektromagnetischen Felder.

Die Entdeckung von Magnetit-Kristallen im menschlichen Gehirn eröffnet uns neue Möglichkeiten für die Diagnose und Therapie bestimmter Krankheiten. Magnetismus ist eine Behandlungsmethode, die ohne Chemie auskommt und gut verträgt wird. Die Wissenschaft ist auf dem besten Weg, neue Verfahren zu entwickeln, mit denen sogar Verhaltensänderungen hervorgerufen werden können: Ein sanfter Mensch kann dann aggressiv werden und umgekehrt. Es ist offensichtlich, dass diese neuen Behandlungsmethoden nicht in die Hände von jedermann gehören. Sie sind ungefährlich, wenn sie von Ärzten verschrieben und angewendet werden, aber wehe, wenn sie in die falschen Hände geraten.

Wann Magnetismus therapeutisch indiziert ist

Magnetfeldtherapien können etwa bei Migräne oder bei Depressionen verordnet werden. Hierbei sollten wir an den Volksglauben denken. Auf dem Land glaubt man bis heute an die Kraft der seltsamen, rätselhaften Heiler, Handaufleger und Magnetopathen. Ihre Anschriften werden unter der Hand weitergegeben. Man kennt sie, weiß genau, was sie tun und auch, dass man sich im Fall der Fälle dort hinbegeben wird. Eine seriöse Studie über die Wirksamkeit ihrer Behandlungsmethoden fehlt bisher. Doch es ist nicht schwer, jemanden zu finden, der ihre »Wunderheilungen« am eigenen Leib erfahren hat oder über die anderer zu berichten weiß. Meistens handelt es sich dabei um Krankheiten, auf die die klassische Schulmedizin keine Antwort wusste und bei denen sämtliche Heilungs- und Behandlungsversuche erfolglos blieben.

Im Laufe meiner Arzttätigkeit habe ich verschiedene Fälle erlebt: Warzen, Migräne, rheumatische Beschwerden, Asthma und vieles mehr. Ich muss zugeben, dass sie mich jedes Mal ratlos und verlegen zurückließen und ich solche Heilerfolge stets dem Placebo-Effekt zugeschrieben habe.

Placebo-Effekt

Wenn man Tabletten verschreibt, die eigentlich nur aus Zucker bestehen, dem Patienten aber sagt, es handle sich um ein äußerst wirksames Medikament gegen seine Beschwerden wie Schmerzen oder Schlafstörungen, kann es zu einem Placebo-Effekt kommen. Ein Drittel der Patienten beurteilt das Mittel in diesem Falle als wirksam und zwar umso eher, je ausdrücklicher der Arzt darauf hinweist, dass die vorgeschriebene Dosierung keinesfalls überschritten werden darf. Der Placebo-Effekt besteht also darin, dass allein der Glaube an die Arzneimittelwirkung heilt. Selbst wenn das Mittel keinerlei Wirkstoffe enthält, wirkt der Placebo-Effekt bei 30 Prozent der Patienten. Beim Test von neuen Medikamenten in der Pharmaindustrie gibt es daher stets eine Kontrollgruppe, die ein Placebo erhält und sicherstellt, dass sich hinter der nachgewiesenen Wirksamkeit nicht nur ein Placebo-Effekt versteckt.

Depressionen

Heutzutage hat bereits einer von fünf Menschen im Laufe seines Lebens eine nervöse Depression durchlitten. Die Zahl verdeutlicht, dass es sich bei Depressionen um ein weitreichendes gesellschaftliches Phänomen handelt. Wir sprechen hier nicht von vorübergehenden depressiven Verstimmungen, sondern von einer echten Krankheit, die den Betroffenen aus der Bahn wirft und zum Selbstmord führen kann. Depressionen können sich in unterschiedlichen Symptomen äußern, was die Diagnose manchmal schwierig macht. Im klassischen Fall wird der Betroffene von einer übermächtigen Traurigkeit befallen, leidet an Antriebslosigkeit, die ihn selbst an Alltagshandlungen hindert, und verliert zunehmend jedes Selbstwertgefühl. Doch auch unverhältnismäßige Müdigkeit, Appetitlosigkeit oder Bulimie, Konzentrations- und Entscheidungsschwäche, Libidoverlust, übergroße Reizbarkeit und Aggressivität oder allgemeine Freudlosigkeit können Ausdruck einer Depression sein. Besonders möchte ich auf versteckte Depressionen hinweisen, bei denen niemand bemerkt, was sich anbahnt. Der Betroffene hält jeden Gedanken an eine Depression für abwegig. Sein Körper sendet zwar Hilferufe aus, aber weder der Betroffene noch seine Umgebung nehmen diese wahr. Die Erkrankung kommt auf leisen Sohlen und richtet schleichend immer größere Schäden an.

Es gibt bestimmte Risikofaktoren, die Depressionen begünstigen. In manchen Fällen, so hat die Wissenschaft festgestellt, liegt ein sehr niedriger Serotonin-Spiegel vor – der Neurotransmitter ist grundlegend für das Zentralnervensystem. Eine Schilddrüsenunterfunktion oder die Menopause können durch die hormonellen Veränderungen ebenfalls depressive Zustände fördern oder auslösen. Auch Stress ist ein bekannter Risikofaktor, vor allem, wenn er über längere Zeit andauert. Ebenso spielen die Jahreszeiten eine Rolle. Jahreszeitenabhängige Depressionen treten im Herbst und Winter auf; man nennt sie SAD – *Seasonal affective disorder* – oder auf Deutsch: saisonal abhängige Depression. Mit einer Lichttherapie kann sie hervorragend behandelt werden. Manchmal liegt die Ursache einer Depression auch einfach in einem unerwarteten äußeren Ereignis: Scheidung, Tod eines Angehörigen oder der Verlust des Arbeitsplatzes. Die Erkrankung ist dann eine Reaktion darauf.

Bei der Behandlung von Depressionen verfügen wir heute über ein ganzes Arsenal an Therapien; trotzdem genesen manche Betroffenen nicht vollständig. Psychotherapie oder Psychoanalyse forschen nach eventuellen verborgenen Ursachen, die weit in der Vergangenheit des Einzelnen liegen können. Sigmund Freud hat verschiedene Methoden entwickelt, um unser Unbewusstes zu erhellen und den Ursachen bestimmter Depressionen auf die Spur zu kommen. Auch mit verschiedenen Medikamenten kann man versuchen, die Stimmung aufzuhellen; sie sind aber ebenso wenig eine Erfolgsgarantie. Zudem können sie abhängig machen, was eine nicht zu unterschätzende Gefahr darstellt.

Seit einigen Jahren gibt es bei Depressionen einen neuen vielversprechenden Behandlungsansatz, der Betroffene von

Depressionen befreien oder ihren Zustand wesentlich verbessern kann – und zwar völlig ohne Medikamente, Risiken und Nebenwirkungen: die transkranielle Magnetstimulation. Der Patient sitzt dabei auf einem Stuhl, während der Arzt mit einem großen Magneten zehn Minuten lang ein Magnetfeld über seinem Kopf erzeugt. Dadurch wird eine bestimmte Gehirnregion stimuliert und aktiviert. Diese kleine Gehirnregion spielt, wie man weiß, eine wichtige Rolle bei der Regulierung von Gefühlen, von Freude und Lust. Sie befindet sich im Bereich des linken lateralen präfrontalen Cortex, 1,6 Zentimeter unter der Kopfhaut. Um die genaue Lage des etwa münzgroßen Bereichs zu bestimmen, arbeitet der Arzt mit einer Art Hirn-GPS, das eine präzise Lokalisierung erlaubt. Wenn der Bereich stimuliert wird, zieht sich außerdem der rechte Daumen reflexartig zusammen – als wolle er sagen, alles klar ...

Bei Tieren hat man die Wirkungsweise der transkraniellen Magnetstimulation inzwischen gut erforscht. Sie setzt Dopamin frei, das sich bekanntlich positiv auf Verlangen und Lust auswirkt. In den USA kommt die Behandlungsmethode bei Depressionen bereits zum Einsatz und zeigt bei zahlreichen Patienten positive Ergebnisse. Auf jeden Fall handelt es sich um einen neuen sanften und wirkungsvollen Ansatz für die Behandlung einer Krankheit, die noch immer zu viel Unheil anrichtet.

Migräne und neurologische Erkrankungen

Migräne betrifft dreimal so viele Frauen wie Männer. Häufigkeit und Rhythmus der Kopfschmerzen variieren von Person zu Person. Oft kündigt sich ein Anfall durch neurologische Vorzeichen an. Manche Betroffene stellen auch fest, dass der Anfall durch bestimmte Ereignisse ausgelöst wird: durch Nahrungsmittel wie Kaffee oder Schokolade, übermäßigen Stress oder den Menstruationszyklus. Migräne ist äußerst schmerzhaft und spricht häufig auf keine Behandlung an. Die Bandbreite medikamentöser Therapien ist groß: Zum Einsatz kommt vieles – von Betablockern bis Botox, von Aspirin bis Paracetamol. Jeder versucht, für sich das Mittel zu finden, das seine Anfälle lindern oder verkürzen kann.

Die elektromagnetische Stimulation zeigt auch hier bei einigen Betroffenen positive Ergebnisse. Dass die Methode nicht invasiv und völlig schmerzfrei ist, macht sie vor allem für Menschen attraktiv, die schon ihr Leben lang an Migräne leiden. In vielen Fällen kann die Auslöseschwelle für einen Migräneanfall dadurch erhöht werden, was bedeutet, dass es zu signifikant weniger Anfällen kommt.

Doch die elektromagnetische Stimulation wurde auch bei anderen Erkrankungen erfolgreich angewandt. Bei chronischen neuropathischen Schmerzen, die auf keine Behandlungen ansprachen, konnten ebenfalls vielfach Erfolge erzielt werden. Auch bei der Parkinson-Krankheit, die durch Ruhetremor und Bluthochdruck gekennzeichnet ist, konnten die motorischen Fähigkeiten dadurch partiell wieder hergestellt werden.

Als günstig erwies sich die Behandlungsmethode ebenfalls bei Dystonien – wie dem Schreibkrampf. Die Erforschung der elektromagnetischen Stimulation steht derzeit noch am Anfang, doch die ersten Ergebnisse sind durchaus vielversprechend. Wenn klassische Behandlungsmethoden nicht ansprechen, sollte man die neue Therapieform, die ausgetretene Pfade verlässt, zweifellos in Betracht ziehen.

Rätselhafte Kräfte

Wer ein guter Forscher sein will, muss zuallererst die Regel beherzigen, dass er niemals voreingenommen sein darf. Er muss vorurteilsfrei beobachten und daraus seine Schlüsse ziehen. Nehmen wir beispielsweise die Heilpflanzen. Sie werden in Afrika, Indien oder Asien seit Jahrhunderten verwendet, und Generationen von Frauen und Männern konnten damit geheilt werden. Seit einigen Jahren beschäftigt sich nun auch die Pharmaindustrie mit Heilpflanzen. Sie versucht, ihre Geheimnisse zu lüften und nachzuweisen, wie wirksam sie sind oder auch nicht. Manche Behandlungsmethode unserer Vorfahren erwies sich dabei als durchaus sinnvoll. Unsere Ahnen haben also instinktiv die richtige Beziehung zwischen einer bestimmten Pflanze und einer Krankheit hergestellt. In anderen Fällen war das Ergebnis allerdings rundum enttäuschend. Doch gehen die Forschungen weiter. Auf ähnliche Weise habe ich versucht, dem wissenschaftlichen Gehalt parapsychologischer Behandlungsmethoden auf die Spur zu kommen. Zunächst wollte ich wissen, ob die jahrtausendealten Methoden überhaupt irgendeine Berechtigung haben.

Die Zukunft vorhersagen: Handlesen

Die Handlesekunst wird in Ländern wie China oder Indien seit fünftausend Jahren praktiziert. Ihre Anhänger versuchen, die Linien der Handfläche zu deuten und so Aussagen über die Persönlichkeit und Zukunft eines Menschen zu treffen. In der Handlesekunst gibt es mehrere Linien: Am wichtigsten ist die Lebenslinie, die angeblich auf das Leben und – bei einer unterbrochenen Linie – auf seine Brüche verweist. Handleser unterteilen die Linie in entsprechende Lebensabschnitte und sagen so voraus, wann es zu einem Bruch kommen wird. Die Lebenslinie beginnt zwischen Daumen und Zeigefinger und verläuft in einem Halbkreis um den Daumenballen. Die zweite Linie, in der Mitte, wird Kopflinie genannt und soll auf mentale Fähigkeiten verweisen, während die Herzlinie Hinweise auf das Liebesleben gebe. Des Weiteren gibt es eine Schicksals- und eine Glückslinie. Doch lässt sich für solche Praktiken nun ein wissenschaftlicher Gehalt nachweisen oder handelt es sich um bloße Scharlatanerie?

Mehrere Forscherteams haben sich mit der Frage beschäftigt. Der britische Forscher Paul Newrick (Newrick et al., 1990) untersuchte die Beziehung zwischen der Länge der Lebenslinie und dem Lebensalter, das ein Mensch tatsächlich erreichte. Er wählte dazu eine effiziente Methode: Er verglich bei 100 Autopsien die Länge der Lebenslinie mit dem Todeszeitpunkt der Person. Entgegen seiner Erwartung konnte er zwischen beiden eine Beziehung nachweisen. Die Stichprobe umfasste 63 Männer und 37 Frauen zwischen 27 und 105 Jahren. Newrick maß bei jedem sorgfältig die Länge der Lebenslinie und achtete dabei darauf, dass sich die geöffnete Hand stets in derselben Stellung befand. Er stellte unter anderem fest, dass dieser Zusammenhang in der rechten Hand deutlicher abzulesen war als in der linken. Selbstverständlich kann dies nur ein erster Forschungsansatz sein. Hundert Probanden sind keine ausreichend große Stichprobe. Man müsste die Studie auf einen größeren Personenkreis ausdehnen, wenn man zuverlässige Ergebnisse erhalten möchte. Doch es gibt noch weitere Studien. Stellvertretend für andere möchte ich eine indische Studie nennen (Madan, 2011), die 336 Kinder zwischen 3 und 6 Jahren untersuchte und einen Zusammenhang zwischen Karies und der Form des Fingerabdrucks des Mittelfingers beobachtete.

Andere wissenschaftliche Studien haben den Zusammenhang zwischen dem ersten Auftreten von Falten und der Lebenserwartung untersucht und festgestellt, dass, wer zehn Jahre jünger aussieht, zehn Jahre länger lebt. Hierzu muss man sich nur vergegenwärtigen, dass etwa das Rauchen die Faltenbildung im Gesicht fördert, die Haut grau färbt und die Lebenserwartung durch das vorzeitige Auftreten von Herz-Kreislauf-Erkrankungen und Krebs verkürzt. Neben dem Handlesen gibt es also noch andere Methoden, um die Lebenserwartung vorherzusagen: Beispielsweise kann man einfach beobachten, wie schnell das Alter von jemandem Besitz ergreift.

Zeigt her eure Hände

Die Hände erzählen oft eine ganze Lebensgeschichte – etwa die schwieligen Hände eines Schwerarbeiters oder die feingliedrigen Pianistenhände. Die Hände verraten mehr über das Alter einer Person als das Gesicht. Wenn wir im Sommer das Gesicht mit Sonnencreme schützen, sollten wir darum immer daran denken, auch die Hände einzucremen, weil diese der Sonne noch viel stärker ausgesetzt sind.

Was unsere Fingernägel verraten

Manche Erkrankungen lassen sich an den Händen und vor allem an den Nägeln ablesen. Hier einige Beispiele:

- Trommelschlägelfinger können auf schwere Erkrankungen wie Lungenkrebs hindeuten. Erkennbar sind sie an leicht aufgetriebenen Nägeln, sogenannten Uhrglasnägeln. Die Nägel sind dabei in Höhe und Breite aufgetrieben. Während die Nagelkonsistenz normal bleibt, verändert sich die Nagelform.
- Die Farbe der Nägel kann ein weiteres wichtiges Anzeichen sein: Wenn sie sich bläulich violett verfärben, muss man sofort einen Arzt aufsuchen. Die Zyanose genannte Färbung zeigt an, dass das Blut nicht mit genügend Sauerstoff angereichert ist. Ursache dafür kann etwa eine durch eine chronische Lungenkrankheit oder Lungenkrebs hervorgerufene Ateminsuffizienz sein oder auch eine

Herz-Kreislauf-Erkrankung, bei der das Herz nicht mehr ausreichend arbeitet. Um letzte Zweifel auszuräumen, genügt es, sich die Färbung der Lippen anzuschauen. Sind sie ebenso bläulich violett, ist die Diagnose gesichert. Weiße Flecken unter den Fingernägeln stellen dagegen keine sonderliche Gesundheitsgefahr dar.

Zeigefingerlänge und Prostatakrebs

Wie eine aktuelle britische Studie zeigt, lässt sich das Risiko, an Prostatakrebs zu erkranken, anhand der Länge des Zeigefingers vorhersagen. Wenn bei einem unter 60-Jährigen der Zeigefinger länger als der Ringfinger ist, hat er ein um 87 Prozent niedrigeres Prostatakrebsrisiko. Bei einem über 60-Jährigen liegt das Risiko um 33 Prozent niedriger. Hierzu muss man wissen, dass ein Zusammenhang zwischen dem hormonellen Milieu während der Schwangerschaft und der Länge des Zeigefingers besteht. Je geringer die Testosteronmenge, der ein männlicher Fötus ausgesetzt ist, desto länger wird sein Zeigefinger und desto besser ist er später folglich vor Prostatakrebs geschützt.

Graphologie: Eine mögliche Diagnosemethode

Die Graphologie versucht, anhand der Schrift einer Person Aussagen über ihre Charaktereigenschaften zu treffen. Personalbüros arbeiten manchmal damit, um sich ein besseres Bild von einem Bewerber zu machen. Uns geht es hier darum, ob sich aus dem Schriftbild Hinweise auf bestimmte Krankheiten ableiten lassen und ob die Graphologie in der Lage ist, zuverlässige Aussagen über die Persönlichkeit und das Seelenleben einer Person zu treffen. Allerdings muss man hier anmerken, dass es heutzutage einfacher ist, den genetischen Code einer Person mittels eines Haars – von denen wir stündlich mindestens fünfzig verlieren – zu bestimmen, als von jemandem eine Schriftprobe zu erhalten. SMS und E-Mail lassen ja keinerlei Rückschlüsse mehr zu. Zudem wird sich etwa das Zittern eines Parkinson-Kranken natürlich in seiner Schrift niederschlagen.

Eine Studie zur Graphologie fällt allerdings aus dem Rahmen: die Studie von Stéphane Mouly am Pariser Krankenhaus Lariboisière (Mouly et al., 2007), die belegt, dass sich anhand des Schriftbilds bestimmen lässt, ob jemand selbstmordgefährdet ist. Die Autoren der Studie wählten 40 Personen aus, die einen Selbstmordversuch überlebt hatten, und 40 weitere, die keine psychischen Risikofaktoren erkennen ließen. Bei der graphologischen Analyse ihrer 80 Briefe zeigten sich zwischen der »Selbstmord«-Gruppe und der Vergleichsgruppe charakteristische Unterschiede. Die graphologische Analyse ist zudem bei Gericht zugelassen, um beispielsweise die Gültigkeit von formellen Schriftstücken wie Testamenten zu bestätigen. Dies zeigt, dass es durchaus seriöse Kriterien zur Interpretation eines Schriftbilds gibt.

Eine gute Beobachtungsgabe

Wenn man etwas über den Gesundheitszustand eines Menschen wissen möchte, muss man nur Gesicht und Körperbau näher betrachten – und natürlich die Hände ...

Haben großgewachsene Menschen ein höheres Krebsrisiko?

Wie eine Studie mit mehr als einer Million Frauen in Großbritannien belegt, verhält sich die Körpergröße proportional zum Krebsrisiko – wobei die Krebsart keine Rolle spielt. Je größer eine Frau, desto größer ihr Krebsrisiko. Frauen, die größer als 1,73 Meter sind, haben ein 37 Prozent höheres Krebsrisiko als Frauen unter 1,50 Meter. Ab dieser Größe nimmt das Krebsrisiko alle zehn Zentimeter um sechzehn Prozent zu. Auch das Risiko von Männern, an Hodenkrebs zu erkranken, wächst mit der Körpergröße, wie eine andere Studie zeigt. Ab einer Körpergröße von 1,80 Meter nimmt das Hodenkrebsrisiko alle fünf Zentimeter um dreizehn Prozent zu.

Eine gute Fettverteilung schützt

Man sollte besser wie eine Birne und nicht wie ein Apfel aussehen. Denn die Fettverteilung lässt klare Rückschlüsse auf das
Risiko zu, an einem Herz-Kreislauf-Leiden zu erkranken. Fettpolster an Taille und Bauch deuten auf ein höheres Herz-Kreis-
lauf-Risiko hin als Fettpolster unterhalb der Gürtellinie. Bei
Frauen erweist sich außerdem ein großes Gesäß als Schutzfak-
tor für Herz-Kreislauf-Erkrankungen, wie eine wissenschaftliche Studie zeigt. Ihr persönliches Risiko können Sie anhand
folgender Werte grob einschätzen: Wenn Ihr Taillenumfang
80 Zentimeter (bei Frauen) beziehungsweise 94 Zentimeter
(bei Männern) überschreitet, sollten Sie Ihren Arzt aufsuchen.
Er sollte schnellstmöglich untersuchen, ob bei Ihnen ein meta-
bolisches Syndrom vorliegt. Dafür müssen gleichzeitig drei
der folgenden Kriterien zutreffen: ein Taillenumfang von über
80 Zentimetern bei Frauen und von über 94 Zentimetern bei
Männern, Triglycerid-Werte von über 150 mg/dl, ein Blutdruck von über 130/85 mmHg, zu wenig gutes und zu viel
schlechtes Cholesterin und Blutzuckerwerte von über 100 mg/
dl. Wenn die Diagnose positiv ausfällt, kommt das einer groß-
zügigen Einladung an sämtliche Herz- und Kreislauferkran-
kungen gleich.

Die Sterne

Wird unser Leben durch den Geburtsmonat bestimmt?

Viele Zeitschriften haben eine Rubrik »Horoskope«, und seien wir ehrlich, wir lesen sie, selbst wenn wir nicht daran glauben. Doch ob Mondphasen oder Sternzeichen: Haben die Vorhersagen überhaupt irgendeine Aussagekraft? Denn wenn Sie einmal nicht Ihr eigenes, sondern das Horoskop eines anderen Sternzeichens lesen, werden Sie unweigerlich feststellen, dass manche Dinge auch auf Sie zutreffen. Während Sie andererseits zugeben müssen, dass die Sterne mit ihren Vorhersagen manchmal durchaus richtigliegen. Einige Wissenschaftler wollten es genauer wissen und haben nach Zusammenhängen gesucht, die zwischen Geburtsmonat und besonderen Ereignissen im Leben einer Person bestehen. Die Datenbanken zur Bevölkerungsgesundheit sind heutzutage allumfassend, sodass sich Zusammenhänge zwischen Geburtsdatum und Gesundheitszustand eines Menschen leicht aufzeigen lassen. Selbstverständlich handelt es sich dabei um retrospektive Studien. Die erste Studie dazu führten österreichische Forscher in Vietnam durch. Dabei stellte sich heraus, dass im Juli und August geborene Frauen weniger Nachwuchs bekamen. Witterungs- und Ernährungsbedingungen während der Schwangerschaft können sich auf die Entwicklung der Fortpflanzungsorgane beim Embryo auswirken. Eventuell spielt hier der Mangel an bestimmten Nährstoffen eine Rolle. So konnte beispielsweise nachgewiesen werden, dass ein Folsäuremangel in der Schwangerschaft zu Fehlbildungen, darunter *Spina bifida* führen kann. Die Forscher führten in Rumänien eine weitere Studie durch, die ergab, dass die Fruchtbarkeit von im Juni geborenen Frauen höher war als die von Frauen, die im Dezember zur Welt gekommen waren.

Das schwedische Team um Lennart Nilsson (Nilsson et. al., 2007) untersuchte hingegen den Zusammenhang zwischen dem Geburtsmonat eines Kindes und seinem Allergierisiko. Allergien breiten sich bekanntlich weltweit aus (siehe Kapitel 4). In den vergangenen 15 Jahren hat sich die Zahl der Allergiker verdoppelt. Jeder Dritte leidet heute an einer Allergie. Die Symptome reichen dabei von einfachem Heuschnupfen bis hin zu Asthma. Betroffen ist jedes Alter. Die Teilnehmer der schwedischen Studie waren Jugendliche zwischen 12 und 15 Jahren. Wie die Wissenschaftler herausfanden, hatten von September bis Februar geborene Kinder häufiger mit Pollen- und Lebensmittelallergien zu kämpfen. Kinder, die im Frühling geboren worden waren, reagierten hingegen weniger sensibel auf Pollen und hatten seltener Heuschnupfen oder Bindehautentzündungen. Es könnte also sein, dass in der Pollenzeit geborene Kinder besser geschützt sind, wenn sie später mit Allergenen in Kontakt kommen. Belgische Wissenschaftler haben sich zudem mit dem Zusammenhang zwischen Morbus Crohn, einer chronisch-entzündlichen Darmerkrankung, und dem Geburtsmonat der Betroffenen beschäftigt. Die Stichprobe umfasste 1025 Personen. Wie sich zeigte, bestand zwischen dem Geburtsmonat und der Häufigkeit der Erkrankung eine signifikante Korrelation. Die Forscher konnten nachweisen, dass im Juni Geborene ein erheblich geringeres Risiko hatten, die Krankheit zu entwickeln. Sollte die Sonneneinstrahlung etwa vor bestimmten Krankheiten schützen? Beim Thema Sonnenstrahlen kommt man nicht umhin, an den Einfluss von Vitamin D zu denken: Das Vitamin wird mithilfe des Sonnenlichts in der Haut gebildet und spielt bei der Abwehr vieler Krankheiten eine wichtige Rolle. Die britische Wissenschaftlerin Hannah K. Bayes hat wiederum den Zusammenhang zwischen multipler Sklerose und dem Geburtsmonat erforscht (Bayes et al., 2009). Dazu nahm sie die schottische Bevölkerung unter die Lupe, die weltweit mit am stärksten von multipler Sklerose betroffen ist. In ihrer Studie, die eine sehr große Bevölkerungsstichprobe umfasste, kam sie zu dem Ergebnis, dass tatsächlich ein Zusammenhang zwischen Geburtsmonat und der Krankheit bestehen könnte. Während die Zahl derer, die an multipler Sklerose litten, bei Jungen und Mädchen, die im April zur Welt kamen, 22 Prozent über dem Durchschnitt lag, lag sie bei Herbstkindern 16 Prozent unter dem Durchschnitt. Ein anderes britisches Forscherteam hat den Zusammenhang zwischen Geburtsmonat und Magersucht erforscht. Wie sie herausfanden, litten zwischen März und Juni geborene Kinder am häufigsten und zwischen September und Oktober geborene Kinder am seltensten an Magersucht.

Welchen Einfluss hat der Mond?

Mit dem Mond verbinden sich seit jeher viele Mythen: Er soll Krankheiten auslösen und Geburten erleichtern, das menschliche Temperament beeinflussen und in hellen Vollmondnächten allerhand beunruhigende Phänome hervorrufen. Es gibt keine Spekulation, die zu abwegig wäre. Selbst die Mondlandung von 1969, bei der der Mensch erstmals einen Fuß auf den Mond setzte, konnte daran nichts ändern. Obwohl die Eroberung des Weltraums vielleicht das Einzige sein wird, was von der Geschichte des letzten Jahrtausends in besonderer Erinnerung bleiben wird. Doch der Blick in die Wissenschaft lohnt auch hier.

So fand das Team um Faheem Ahmad in Glasgow (Ahmad et al., 2008) heraus, dass von 7000 Schlaganfallpatienten überdurchschnittlich viele bei Vollmond in die Klinik eingeliefert wurden. Bisher gibt es dafür keine schlüssige Erklärung. Die spanische Wissenschaftlerin Eva Maria Román untersuchte hingegen den Einfluss des Vollmonds auf die Zahl der Patienten, die wegen Magen-Darm-Blutungen aufgenommen wurden: Während es bei Vollmond täglich ein Patient war, war es zu anderen Zeiten lediglich einer an jedem zweiten Tag. Ein Forscherteam im Iran hat wiederum auf den Zusammenhang zwischen Nierenkoliken und Mondzyklus hingewiesen. Könnte es sein, dass der Mondzyklus die Witterungsbedingungen beeinflusst, die sich dann ihrerseits auf die Gesundheit auswirken? Oder erhöhen die Vollmondnächte womöglich bei abergläubischen Menschen den Stressfaktor?

Der Tod kommt oft zur selben Zeit

In einem anderen Bereich lässt sich nun endlich wissenschaftlich erklären, was bisher eher schicksalhaft schien. Lange schon hat man weltweit beobachtet, dass die Sterberate in den frühen Morgenstunden besonders hoch ist – und zwar unabhängig von der Todesursache, wenn man von Autounfällen absieht. Manch einer schrieb dies der Sehnsucht der Sterbenden zu, noch die ersten Sonnenstrahlen zu erhaschen.

Die Erklärung liefert nun jedoch ein Protein, das in Abhängigkeit von unserer biologischen Uhr ausgeschüttet wird. Genauer gesagt, ein Gen, das unsere biologische Uhr und damit die Kontraktion der Herzmuskelzellen beeinflusst und zur Folge hat, dass ein schwaches Herz in der Morgendämmerung anfälliger für Herzrhythmusstörungen ist. Bestimmte biologische Parameter verändern sich nämlich mit der Uhrzeit. So sind etwa die Hydrocortison-Werte morgens um acht Uhr am höchsten. Hydrocortison sorgt für einen höheren Blutzuckerspiegel, mehr Energie und Muskelkraft. Der tageszeitabhängige Rhythmus kann dabei auch verschoben sein: Der höchste Hydrocortison-Wert liegt dann später – gegen zehn oder elf Uhr morgens – oder früher –, gegen fünf bis sechs Uhr morgens. Diese Verschiebung erklärt auch, warum die einen »Eulen« und die anderen »Lerchen« sind.

Der Einfluss des Geburtsdatums
auf das Todesdatum

Professor Philips aus Kalifornien hat den Einfluss unseres Geburtstags auf den Todeszeitpunkt untersucht. Mit 2,7 Millionen Personen umfasste seine Studie eine beträchtliche Bevölkerungsstichprobe. Wie seine Analysen zeigen, steigt die Sterblichkeit von Frauen in der Woche nach ihrem Geburtstag signifikant an. Philips erklärt dies damit, dass Frauen alles tun, um dieses symbolträchtige Datum noch zu erleben, und danach in ihren Anstrengungen nachlassen. Im Gegensatz dazu steigt die Sterblichkeit bei Männern in der Woche vor ihrem Geburtstag an. Für sie scheint er ein Stressfaktor zu sein.

Zumindest momentan können wir diese Phänomene in ihrem ganzen Ausmaß nicht rational erklären. Wir können sie nur beobachten. Fest steht allerdings, dass sich aktuelle Daten zu persönlichen »Gesundheitsereignissen« sehr leicht mit Wetterdaten, Geburtsdaten oder Mondzyklus verknüpfen lassen. Möglicherweise haben wir es hier nur mit einer neuen Form des Horoskops zu tun. Und manche Forscher machen wirklich vor nichts Halt. So haben amerikanische Forscher auf Friedhöfen Grabsteine untersucht. Ihr besonderes Augenmerk galt dabei den Geburts- und Todestagen von Paaren. Sie machten eine erstaunliche Beobachtung: Männer mit einer deutlich jüngeren Ehefrau wurden älter als Männer, die mit einer gleichaltrigen Frau verheiratet waren. Wer weiß, vielleicht haben sich die jüngeren Frauen zu gegebener Zeit als aufmerksame, aufopferungsvolle Krankenschwestern entpuppt ...

Was die Gesichtsfarbe über uns aussagt

Wohlgemerkt geht es dabei meistens nicht um eine kräftige, eindeutige Gesichtsfarbe. Das wäre ja zu leicht. Ich würde eher von Lichtreflexen auf der Haut sprechen. Wenn man seine Gesichtsfarbe bei Tageslicht überprüft, kann einem das wertvolle Hinweise liefern. Alles, was man dazu braucht, ist ein Spiegel und Familie oder Freunde, die den eigenen Eindruck im Zweifelsfall bestätigen können.

Eine gelbe Gesichtsfarbe

Eine gelbe Färbung der Haut und eventuell der Bindehaut – also des Weißen im Auge – ist meistens ein Notruf der Leber, die nicht mehr richtig arbeitet. Dafür kann es verschiedene Gründe geben: eine Virushepatitis, Leberkrebs oder Gallengangskrebs, eine Alkoholvergiftung, Gallensteine oder auch eine harmlosere Krankheit wie Morbus Meulengracht. Dies ist eine Erbkrankheit, sie führt zu erhöhtem Bilirubin im Blut und verläuft größtenteils symptomfrei. Wenn Sie an sich eine gelbliche Verfärbung des Gesichts beobachten, sollten Sie auf jeden Fall Ihren Arzt aufsuchen. Er wird Ihre Blutwerte überprüfen und Sie radiologisch untersuchen, um der Ursache auf den Grund zu gehen.

Eine graue Gesichtsfarbe

Daran erkennt man meistens den Raucher: Das Blut wird nicht so gut mit Sauerstoff versorgt, und die Gesichtsfarbe ähnelt dem Zigarettenrauch. Es kommt zu einer stärkeren und frühzeitigen Faltenbildung, und die Gesichtsäderchen, die der Haut Sauerstoff zuführen, sind verengt. Das verursacht die schlechte Sauerstoffversorgung des Gewebes. Rauchen ist eine gefährliche Angewohnheit, die einen schneller altern lässt und das Risiko für Krebs oder Herz-Kreislauf-Erkrankungen erhöht. Eine graue Gesichtsfarbe kann aber auch auf Krankheiten wie Morbus Addison hinweisen, eine Nebennierenrindeninsuffizienz, die durch Tuberkulose hervorgerufen werden kann.

Eine rote, blasse oder orange Gesichtsfarbe

Eine rote Gesichtsfarbe kann, außer beim Sonnenbrand, auf mehrere Krankheiten hinweisen. Bei der Polyglobulie etwa ist die Zahl der roten Blutkörperchen gefährlich erhöht: Das Schlaganfall- und Herzinfarktrisiko steigt. Aber die Gesichtshaut kann auch andere Färbungen annehmen: Eine blasse Gesichtshaut deutet auf Anämie hin, deren Ursache eine kleine, durch einen Tumor hervorgerufene Blutung sein kann oder aber bloßer Eisen- oder Vitamin-B12-Mangel.

Kurz gesagt: Wenn Sie aus dem Urlaub zurückkehren, und Ihre Freunde sagen Ihnen, dass sich Ihre Gesichtsfarbe verändert habe, sollten Sie auf der Stelle zum Arzt gehen.

Spontanheilungen

Es ist für einen Arzt nicht selbstverständlich, dass er anerkennt, was sich nicht rational erklären lässt. Als ich das erste Mal damit konfrontiert wurde, war ich noch ein junger Arzt im Praktikum. Damals erlebten wir eine seltsame Spontanheilung bei einer 50-jährigen Frau. Sie litt an Brustkrebs mit zahlreichen Metastasen und wusste, dass sie nicht mehr lange zu leben hatte. Der Krebs war bei ihr erst im Endstadium entdeckt worden, und man hatte auf jede Behandlung, abgesehen von eventuellen Schmerzmitteln, verzichtet. Doch entgegen aller Prognosen war die Frau nach einigen Monaten auf rätselhafte Weise geheilt. Warum, war uns unbegreiflich.

Erst später habe ich gelernt, dass es sich dabei um keinen Einzelfall handelte: Spontanheilungen kommen bei 1 von 100.000 Krebserkrankungen vor. Das ist nicht viel, aber mehr als nichts. In der Krebsforschung spricht man nur dann von Spontanheilung, wenn eine eindeutige, durch eine Biopsie bestätigte Diagnose vorliegt und vor allem keinerlei Behandlungen wie Chemotherapie, Bestrahlung, Immuntherapie oder Operationen durchgeführt wurden. Die geringe Zahl der Spontanheilungen erklärt sich also auch dadurch, dass diagnostizierte Krebserkrankungen beinah immer behandelt werden.

Einige Wissenschaftler haben sich die Frage gestellt, ob es bei Spontanheilungen von Krebserkrankungen Gemeinsamkeiten geben könnte. Die Fragestellung leuchtet ein. Denn dabei geht es nicht darum, wie sich eine Krebserkrankung heilen ließe, sondern wie die Krebserkrankung spontan heilen konnte. Welche Gemeinsamkeiten gibt es? Wodurch konnte das scheinbar unabwendbare Schicksal in eine andere Richtung gelenkt werden? Leider fehlen in diesem Bereich groß angelegte Forschungsprogramme. Dennoch haben einzelne Ärzte auf mehrere Punkte hingewiesen, die eine nähere Betrachtung verdienen. So gibt es bei bestimmten Krebserkrankungen häufiger Spontanheilungen: etwa bei Neuroblastomen, einem Krebs im Kindesalter. Möglicherweise besitzen die betroffenen Kinder eine gemeinsame Genvariante, die die Spontanheilung erklären kann. Bei Erwachsenen treten Spontanheilungen häufiger bei Nieren- und Brustkrebs auf. Die einzige Gemeinsamkeit, die die Betroffenen verbindet, scheint jedoch zu sein, dass die Spontanheilung in 90 Prozent der Fälle nach einer Virusinfektion erfolgte. Dazu passt, dass es Krebszellen an dem Protein Interferon mangelt, das Zellen normalerweise vor Virusinfektionen schützt. Diese Beobachtung widerspricht allerdings der wissenschaftlichen Erkenntnis, dass es gerade Viren sein können, die Krebserkrankungen auslösen. Ich erinnere an humane Papillomaviren im Zusammenhang mit Gebärmutterhalskrebs – gegen den sich Mädchen heute vor Eintritt in die Pubertät impfen lassen können –, an Virushepatitis und Leberkrebs oder das Burkitt-Lymphom und den Epstein-Barr-Virus.

Bei den Spontanheilungen handelt es sich nun genau um das gegenteilige Phänomen: Sollte ein Virus die Lage der Dinge wirklich ändern und die Krebsheilung fördern können? Mehrere Forscher arbeiten heute in dieser Richtung. Australische Wissenschaftler testen den Einsatz von Schnupfenviren, um Krebserkrankungen zu behandeln. Das klingt verblüffend, hat aber zu ersten Ergebnissen geführt. Ausgangspunkt ihrer Forschungsarbeit war der Fall eines achtjährigen Kindes aus Uganda, dessen Burkitt-Lymphom nach einer Maserninfektion (durch Viren) spontan geheilt war.

Ein anderes Team hat wiederum den Zusammenhang zwischen Herpesviren und Krebs erforscht. Forscher in Cincinnati behandelten Mäuse, die an malignen Tumoren (Neuroblastomen) litten, mit einer abgeschwächten Herpes-Virusvariante. Timothy Cripe testete dabei zwei Virusarten: Adenoviren – die oft für harmlose Erkältungen verantwortlich gemacht werden – und einen abgeschwächten Herpesvirus, der zu den sogenannten Fieberbläschen führt. Der Herpesvirus erwies sich als wirksam: Eine einzige Virus-Spritze genügte, um den Tumor der Maus zum Verschwinden zu bringen. Die Forschung in diesem Bereich steht noch ganz am Anfang. Wir wissen noch nicht viel über die Mechanismen, die zu spontanen Krebsheilungen führen können. Wir halten keine fertige Lösung in den Händen, höchstens einzelne Teile eines Puzzles, das wir noch zusammenfügen müssen.

Epilog

Wir besitzen in unserem Innersten enorme Kräfte, von denen wir meistens kaum Notiz nehmen. Unser Gehirn und unser Körper verfügen über unglaubliche Fähigkeiten, die wir einfach brachliegen lassen: aus Unwissenheit oder weil wir nicht wissen, wie wir sie aufspüren, erkennen, entwickeln und aktivieren sollen. Wenn ein Mann oder eine Frau Außergewöhnliches leisten, sind wir schnell – zu schnell – bereit, dies ihrem großen Talent zuzuschreiben. Wir nehmen an, dass ihnen der Erfolg in die Wiege gelegt wurde und sie etwas besitzen, was anderen fehlt: es also die Mühe nicht lohnt, über sich hinauszuwachsen – weil uns ja die notwendigen Voraussetzungen fehlen. Doch wenn wir meinen, dass Talent alles ist und nur einigen Auserwählten zukommt, haben wir, was unser Leben betrifft, gewissermaßen von vornherein kapituliert. Dabei gehört es zu den wunderbarsten Dingen im Leben überhaupt, die eigenen Fähigkeiten zu entdecken und zu entwickeln. Nichts anderes wollte uns Jesus schon vor zweitausend Jahren mit einem Gleichnis sagen, wonach demjenigen, der aus dem, was er hat, nichts macht, auch das, was er hat, genommen wird.

Unser Gehirn und unser Körper besitzen Fähigkeiten, die wir auf unglaublich vielen Gebieten nutzen können. Unser Gehirn macht zwar nur 2 bis 3 Prozent unseres Körpergewichts aus, verschlingt aber 20 Prozent der täglich verbrauchten Energie. Es integriert und verknüpft unterschiedlichste Funktionen und Aufgaben, die nicht nur Intelligenz und Ratio, sondern ebenso Affekte und Empfindungen betreffen – und speichert alles in seinem enormen Gedächtnis. Um die Entwicklungsmöglichkeiten des Gehirns zu begreifen, sollten wir uns einen Menschen vorstellen, der noch nie Sport getrieben hat. Seine Muskeln sind schlaff und kaum erkennbar. Doch wenn er ein Jahr lang täglich eine Stunde Sport treibt, treten seine Muskeln sichtbar hervor: Er bekommt einen schönen, starken und muskulösen Körper. Er wird ausgeglichener, baut Stress besser ab und erfreut sich einer ausgezeichneten Gesundheit. Ebenso muss auch das Gehirn aktiviert und beschäftigt werden, wenn es sich entwickeln und optimal arbeiten soll. Wer sein Gehirn richtig einzusetzen weiß, schafft damit eine wesentliche Voraussetzung für seinen persönlichen, beruflichen und sozialen Erfolg – und vor allem für sein Glück.

Natürlich stellt sich dabei die große Frage, in welche Richtung man seine physischen, sensorischen und intellektuellen Fähigkeiten entwickeln soll. Es gibt heute eine solche Vielzahl an Möglichkeiten, dass man Gefahr läuft, sich zu verzetteln und

durchs Leben zu taumeln, ohne sich jemals selbst zu verwirklichen. Ich hoffe jedoch, dass ich Ihnen einige Anregungen geben konnte, mit denen Sie Ihr Wohlbefinden steigern und Ihre
körperlich-seelische Gesundheit stärken können. Zusammen-
fassend möchte ich auf zwei wichtige Aspekte hinweisen.

Der erste – grundlegende – Aspekt betrifft jeden von uns,
denn Wohlbefinden und Gesundheit hängen davon ab: Wenn
man sich weiterentwickeln will, bleibt einem nichts anderes übrig, als dafür zu sorgen, dass Körper und Geist einwandfrei
funktionieren. Das alte Sprichwort »Wer weit reisen will, schont
sein Fuhrwerk« stimmt heute mehr denn je. Eine qualitativ
hochwertige und quantitativ angemessene Nahrungszufuhr sowie tägliche Bewegung zählen dabei zu den wichtigsten Voraussetzungen. Die Ernährung ist der Brennstoff, der uns am Leben hält: Ihre Qualität steht in direktem Zusammenhang
mit unserer Gesundheit. Wie ich schon gesagt habe, bedeuten
30 Prozent weniger Kalorien 20 Prozent mehr Leben. Eine
schlechte Ernährung bringt uns nicht um, lässt uns aber Jahre
früher erkranken und beeinträchtigt unsere Lebensqualität.

Zudem ist körperliche Betätigung der Schlüssel zu einer guten
Gesundheit, wie Sie beim Lesen dieses Buches ja schon erfahren haben. 30 Minuten tägliche Bewegung verringern das Risiko, an Herz-Kreislauf-Erkrankungen, Krebs oder Alzheimer zu
sterben, um 38 Prozent. Schon allein diese Zahl verdeutlicht,
dass Bewegung, wie ich wiederholt gesagt habe, lebensnotwendig ist. Sie ist sozusagen unsere gesundheitliche Pflicht. Zähneputzen nach jeder Mahlzeit ist auch nicht besonders aufre-

gend. Doch wenn man es unterlässt, lockern sich die Zähne und fallen früher oder später aus. Wer seine Zähne, also seinen Körper pflegt, lernt außerdem, ihn zu achten, und stärkt sein Selbstbild – für sich und andere.

Der zweite Aspekt bezieht sich auf unsere individuellen Eigenschaften. Jeder von uns ist anders, und darum trifft jeder in seinem Leben andere Entscheidungen. Ich rate Ihnen: Nehmen Sie sich regelmäßig die Zeit, sich zu fragen, wie Ihr Leben aussehen würde, wenn Sie all Ihre Wünsche verwirklichen könnten. Wir empfinden unser Leben häufig als gelungen, wenn unsere Kinderträume in Erfüllung gegangen sind. Überlegen Sie, denken Sie an die Träume, die Sie als Kind hatten, kramen Sie in Ihren Erinnerungen, rufen Sie alte Gefühle wieder wach, und finden Sie den Mut, sich Ihre Wünsche einzugestehen – selbst wenn sie durch Ihre Erziehung oder Ihr soziales Umfeld mit Tabus belegt sind. Natürlich ist es nicht immer einfach, die richtige Lösung zu finden, doch die Suche danach ist der erste Schritt auf dem Weg zu innerer Freiheit. Sich selbst in Frage zu stellen, fällt schwer, umso größer ist die Versuchung, dies auf morgen, auf übermorgen, kurzum auf den Sankt-Nimmerleins-Tag zu verschieben. Manche Menschen funktionieren Jahr um Jahr, während sie sich unentwegt nach ihrer glücklichen Kindheit sehnen, in der sie so viel Zeit hatten – und drücken sich vor dem, was sie eigentlich in Angriff nehmen müssten. Eine solche Strategie ist jedoch gefährlich: Man muss sich vor ihr hüten, weil sie langfristig zum Scheitern verurteilt ist.

Das vorliegende Buch ist ein erster Schritt dazu, all die Möglichkeiten zu entdecken, die in Ihnen stecken, und die einmaligen Kräfte zu entfalten, über die Ihr Gehirn und Ihr Körper verfügen. Damit Sie Krankheiten vorbeugen, wieder genesen, intensiver leben, Ihr Wohlbefinden vervielfachen oder einfach lernen, glücklich zu sein.

Die chinesische Medizin empfiehlt, bei Krankheiten sowohl einen erfahrenen Arzt aufzusuchen als auch regelmäßig zu einem guten Lehrer zu gehen, um die Gesundheit zu erhalten. Der gute Lehrer sind in Wirklichkeit wir selbst. Unser innerer Lehrer sorgt für die perfekte Harmonie von Körper und Geist. Nur durch ihn können wir uns entfalten und zu physischem und geistigem Wohlbefinden gelangen. Wir verfügen nämlich über außergewöhnliche Kräfte, die wir nicht oder nur sehr selten nutzen. Im Inneren eines jeden von uns schlummern mächtige Ressourcen und warten nur darauf, geweckt zu werden. Sie können physische und intellektuelle Energien in uns freisetzen, mit deren Hilfe wir unüberwindbar geglaubte Grenzen überschreiten. Wir besitzen das Potenzial dazu, uns nicht nur selbst zu heilen und vor äußeren Angriffen zu schützen, sondern auch dazu, uns zu verjüngen und einen Gang höher zu schalten. Wenn wir bestimmte Hebel aktivieren, steht uns ein wirksames Anti-Aging-System zur Verfügung, und wir entfalten neue Kräfte, die uns erlauben, in einem Leben mehrere Leben zu leben. Die enormen medizinischen Fortschritte, die wir in den kommenden Jahren erleben werden, verfolgen alle dasselbe Prinzip: Wir lernen, uns selber zu heilen. Unsere Zellen werden zu unseren Medikamenten, mit denen wir Krankheiten vorbeugen und heilen, was bisher als unmöglich galt, und mit denen wir unseren Körper regenerieren und dem Zahn der Zeit trotzen.

Manche Tiere verfügen über ungewöhnliche Kräfte, und doch sind sie lebende Organismen wie wir – mit Zellen, die Tag für Tag das Wunder des Lebens vollbringen. Sie sind nicht aus Stahl, sondern genauso wie wir aus fragilem Gewebe. Und dennoch …

Stellen Sie sich vor, wir könnten 400 Jahre alt werden. Für das Tierchen namens *Artica islandica* ist das Alltag. Wissenschaftler haben es vor den Küsten Islands entdeckt: Die Islandmuschel sieht aus wie eine größere Venusmuschel, und anhand der Wachstumsringe ihrer Schalen können wir ihr Alter genau bestimmen. Wie bei einem Baum kommt jedes Jahr ein Ring hinzu: Auf der ältesten bisher gefundenen Muschel haben die Forscher 410 Ringe gezählt. Vielleicht wäre die Muschel sogar noch älter geworden, doch sie starb, als sie aus den Tiefen des Meeres gefischt wurde. Das Weichtier erblickte also 1601 das Licht der Welt, zur Zeit von Louis XIII., als der Meeresboden sauberer war als heute und von anderer Flora und Fauna bevölkert. Die Muschel ist ein wahrer Glücksfall für uns, weil sie uns viel über das Tiefseeleben der letzten Jahrhunderte verrät.

Warum die Islandmuschel so alt wird, ist bis heute ein Rätsel. Wieso können Zellen so lange arbeiten – ohne jedes Anzeichen von biologischem Verschleiß? Alle Lebewesen bestehen aus Zellen, die vieles gemeinsam haben: Sie besitzen einen Zellkern mit dem genetischen Erbe, eine durchlässige Zellmembran zum Schutz der Zelle sowie Mechanismen zur Energieproduktion und Abfallentsorgung. Die kleinen Fabriken arbeiten ununterbrochen: Jahr um Jahr, sieben Tage die Woche, vierundzwanzig Stunden am Tag. Wie lange hält ein Auto? Und wie viele Autos können rund um die Uhr fahren, und wäre es nur für fünfzig Jahre? Die Erforschung dieses jahrhundertealten Kleinlebewesens kann uns zeigen, auf welche Weise organische Zellen so lange gesund bleiben und der Zeit widerstehen können.

Unter anderem haben Forscher an der Universitätsklinik Brest die Herzzellen der Islandmuschel erforscht, um herauszufinden, wie sich Meeresgifte darauf auswirken. Dadurch gelang es ihnen, zahlreiche biologische Phänomene besser zu erklären. Als Erstes muss man dazu natürlich wissen, wie die Muschel zusammengesetzt ist. Das ist ein Leichtes, da Muscheln von vielen Liebhabern regelmäßig verspeist werden. Muscheln sind eine hervorragende Eiweißquelle und fettarm. Sie enthalten wenig ungesättigte Fettsäuren, dafür die berühmten Omega-3-Fettsäuren, die sich bekanntlich positiv auf Herz und Kreislauf auswirken. Omega-3-Fettsäuren sorgen zudem – ähnlich wie auf andere Weise Aspirin – für dünnflüssigeres Blut. Muscheln sind auch ein bedeutsamer Eisenlieferant – mit vier Mal so viel Eisen wie eine Kalbsleber. Eisen fördert den Sauerstofftransport in den Zellen und ist an der Bildung der roten Blutkörperchen beteiligt. Eisen in Muschelfleisch wird durch seine gute Bioverfügbarkeit hervorragend absorbiert. Hundert Gramm Muscheln genügen, um den Tagesbedarf an Eisen zu decken. Durch den Verzehr von Muscheln kann man Eisen also auf natürliche Weise zu sich nehmen. Neben Eisen enthalten Muscheln zahlreiche Mineralstoffe wie Zink, Phosphor, Kupfer, Mangan und Selen. Das in Muscheln enthaltene Phosphor fördert das Wachstum und die Zellerneuerung des Gewebes. Phosphor ist zudem ein wichtiger Bestandteil der Zellmembran. Zink wirkt sich unter anderem positiv auf die Immunabwehr, Wundheilung und Insulinsynthese aus. Kupfer wiederum beeinflusst die Kollagenbildung, und Selen schützt vor freien Radikalen. Doch selbst wenn wir täglich Muscheln wie die *Artica islandica* verzehren würden, werden wir nicht 400 Jahre alt! Schade, wir hätten die Frage der Unsterblichkeit sonst mit einem Gabelhappen gelöst! Dafür können wir durch die Erforschung der biologischen Schutzmechanismen der Islandmuschel mehr darüber erfahren, warum sie so außergewöhnlich langlebig ist.

Die Forscher verglichen dazu zwei Muschelarten: *Artica islandica* und die kurzlebigere Muschel *Mercenaria mercenaria*. Sie mussten – wie bei den beliebten Fehlersuchbildern – die Unterschiede aufspüren, die allen äußeren Ähnlichkeiten zum Trotz zwischen beiden bestehen. Dazu erforschten sie unermüdlich die biologischen Abwehrsysteme, die der Islandmuschel erlauben, dem Zahn der Zeit zu trotzen, und entdeckten: eine extreme Widerstandsfähigkeit gegen oxidativen Stress, der die Funktionsfähigkeit der Zellen bekanntlich mit zunehmendem Alter beeinträchtigt, sowie leistungsfähige Systeme zur Zellreparatur und Beseitigung freier Radikale. Doch die Muschel, von vielen Forschern liebevoll »Ming« genannt, hält noch viele Geheimnisse für uns bereit. Die Rillen ihrer Schale, die uns ihr Alter verraten, erzählen uns – ein wenig wie die

Rillen alter Schallplatten – eine vier Jahrhunderte alte Geschichte.

Die Islandmuschel lebt in kalten Gewässern, und Kälte verlangsamt, wie man weiß, den Alterungsprozess: Bei Versuchen mit Mäusen stieg die Lebenserwartung der Tiere um 15 Prozent, wenn man ihre Körpertemperatur nur um 0,5 Grad herabsetzte. Bei Kälte arbeitet der Stoffwechsel effizienter; sie begünstigt daher offensichtlich eine lange Lebenserwartung. Doch ist sie nur ein Teil des Puzzles, das wir erst noch zusammensetzen müssen, um uns schließlich in Riesenschritten einer längeren Lebenserwartung zu nähern.

Selbstverständlich gibt es zwischen Menschen und Muscheln erhebliche Unterschiede. Doch beide sind fragile Wesen, deren biologische Zellen dasselbe Grundprinzip des Lebens in sich tragen. Nur weil Zellen unentwegt arbeiten, kann Leben überhaupt existieren. Die fragilen Zellen dieses kleinen Weichtiers widerstehen dem salzigen Meerwasser vierhundert Jahre lang, und zwar besser als der eiserne Schiffsrumpf, der dort vielleicht zur selben Zeit gesunken ist. Wenn wir vierhundert Jahre alt werden wollen, müssen wir also das Geheimnis der Muschel lüften.

Rana sylvatica ist ein rätselhafter Waldfrosch, der in Nordkanada beheimatet ist – und dem die Wissenschaft viel verdankt. Er besitzt nämlich eine unglaubliche Fähigkeit: Er kann wiederauferstehen. Der »Waldfrosch« oder »Eisfrosch« lebt in kalten Regionen. Wenn die Umgebungstemperatur auf minus 7 Grad fällt, gefriert er und ist schließlich vollständig tiefgefroren. In diesem

Moment ist er tot. Sein Herz steht still, und das Elektroenzephalogramm (EEG) verläuft so geradlinig, dass er als tot gelten
muss. Der Frosch zeigt also alle Todesanzeichen, die beim Menschen Voraussetzung für den Totenschein sind. Die Forscher
haben nun im Labor wiederholt, was sie in der Natur beobachtet
haben, und Eisfrösche tiefgefroren. Die toten Frösche können
so wochenlang in ihrem Eisblock bleiben. Doch wenn man die
Temperatur eines Tages langsam bis zur Umgebungstemperatur
ansteigen lässt, erlebt man ein kleines Wunder: Die Frösche keh-
ren ins Leben zurück. Ihr Herz schlägt wieder, ihr Gehirn arbeitet, als wäre nichts gewesen. Auch ihr Gedächtnis ist intakt. Und
dazu braucht man nicht einmal Elektroschocks, Spritzen oder
Sauerstoffgaben. Wie macht der Frosch das bloß?

Wie die Forscher beobachten konnten, vergräbt sich der
Frosch bei großer Kälte im eisigen Boden und wartet auf bessere Zeiten. Ist der Winter vorbei, kriecht er im Frühjahr wieder
quicklebendig hervor. Um diese verblüffende Auferstehung
besser erforschen zu können, haben die Forscher mehrere
Frösche ins Labor gebracht. Schon bald fanden sie den ersten
Schlüssel für das Phänomen. Alle Versuche, Lebewesen vollständig einzufrieren, sind bisher an demselben Problem gescheitert. Bei der sogenannten Kryokonservierung bilden sich
Eiskristalle, die die Zellen zerstören und in matschigen Brei
verwandeln. Bis heute ist es daher nicht gelungen, tiefgefrore-
ne Tiere oder Menschen ins Leben zurückzuholen. Doch der
Frosch hat dazu Mittel und Wege gefunden. Er produziert ein
»Frostschutzmittel«, das seine Zellen vor Zerstörung bewahrt.
Das Frostschutzmittel ist in der Zusammensetzung bestechend

einfach: Es ist eine Art Zucker. Wenn die Temperatur unter null Grad sinkt, sondert die Leber des Eisfrosches beeindruckende Mengen Glykogen ab, die wie ein starkes Frostschutzmittel wirken.

Das Frostschutzmittel verteilt sich in allen Organen, in Gehirn und Blutgefäßen und schützt sie so vor Kälteschäden. Der Frosch besitzt also eine mächtige Waffe, die ihn vor den zerstörerischen Folgen der winterlichen Eiseskälte bewahrt. Wie auch andere wissenschaftliche Studien herausfanden, ist eine wirksame Kryokonservierung nur mithilfe biologischer Frostschutzmittel möglich. Durch das Spritzen von Mitteln, die unter anderem Zuckerderivate enthalten, lassen sich Zellen und Organe konservieren. Und andere Mittel ermöglichen sogar ein noch optimaleres Einfrieren, wie Studien inzwischen zeigen. Beim Einfrieren von Gewebe spielen letztendlich mehrere Kriterien eine Rolle: Das Zellvolumen darf sich beim Einfrieren nicht vergrößern – um die Osmosefähigkeit der Zellen nicht zu gefährden –, es dürfen sich keine zerstörerischen Eiskristalle bilden, und es darf zu keiner Zeit zu Sauerstoffmangel kommen, der das Gewebe schwer schädigen würde.

Bei der Erforschung des Eisfrosches fand man heraus, dass er zudem vermehrt Harnsäure und andere Stoffe produziert, wie Prolin oder Trehalose, eine Zuckerart. Und *Rana sylvatica* birgt noch ein anderes Geheimnis: Wie Professor Lee aus den USA entdeckt hat, ist der Frosch Träger einer seltsamen Bakterie: *Pseudomonas putida.* Als Lee die Bakterie einem Frosch spritzte, den man normalerweise nicht folgenlos einfrieren kann, wurde dieser ebenfalls kälteresistent.

Die Wissenschaft gewinnt also heute in Riesenschritten neue Erkenntnisse darüber, wie man Organismen vollständig einfrieren und wieder ins Leben zurückholen kann, ohne dass Körper oder Gehirn geschädigt werden. Die erforderlichen Parameter sind erforscht: von Frostschutzmitteln bis zu Bakterien und der geeigneten Zeitspanne, innerhalb derer die Temperatur abgesenkt werden muss. Wie schnell ein Organismus eingefroren wird, spielt nämlich eine wesentliche Rolle. Die Forschung auf diesem Gebiet ist von großer Bedeutung: Sie trägt dazu bei, dass wir Spenderorgane eines Tages vielleicht unbeschadet einfrieren können. Denn derzeit besteht eine große Lücke zwischen der Zahl derer, die auf eine Transplantation hoffen, und der Zahl der Organspender.

Wenn wir Organe für längere Zeit in Kryobanken aufbewahren könnten – wie das heute schon bei Haut möglich ist, die über zehn Jahre konserviert werden kann –, wäre es möglich, diese Lücke zu schließen. Die bisherigen Biobanken zeigen, wie wichtig dieses Thema ist. So können wir inzwischen Embryonen, die auf künftige Implantationen warten, Spermien, Eizellen, Stammzellen und vieles mehr unbeschadet einfrieren. In Japan ist es auf einem anderen Forschungsgebiet gelungen, eine Maus zu klonen, die 16 Jahre tiefgefroren war. Niemals schien die alte Weisheit, dass Kälte konserviert, so wahr wie heute.

In diesem Zusammenhang ist auch der »Gefrorene Zoo« im amerikanischen San Diego interessant: Die amerikanischen Wissenschaftler wollen dazu beitragen, das genetische Erbe unseres Planeten zu bewahren – vor allem das bedrohter Tierarten –, und haben Spermien, Eizellen und Zellgewebe von über 8400 Tieren, die zu 800 Tierarten gehören, durch Kryokonservierung eingefroren. Eine Art moderne Arche Noah also, die alle spezifischen Eigenschaften einer Art umfasst – von ihrer Lebensweise bis zur DNA. Alle Tiere sind dort einträchtig vereint: Eisbären, Nashörner, Vögel, Gorillas oder Löwen. Damit wurde die Voraussetzung geschaffen, ausgestorbene Tierarten wiederauferstehen zu lassen, wenn die Wissenschaft so weit ist. Da der Zoo in einem erdbebengefährdeten Gebiet liegt, hat man vorsichtshalber doppelte Proben genommen und diese an einem anderen, sichereren Ort gelagert.

Schon vor einigen Jahren hat uns das Klonschaf Dolly vor Augen geführt, dass wir die Grenzen des bisher Möglichen längst überschritten haben. Die Probenentnahmen bei einem Mammut, das 10.000 Jahre lang mangelhaft konserviert war, waren hingegen nicht von Erfolg gekrönt. Die Kryokonservierung setzt einwandfreie technische Bedingungen voraus. Wie das einfache Beispiel konservierter Spermien und Eizellen zeigt, kann sie nur erfolgreich sein, wenn bei Entnahme und Aufbewahrung strenge Kriterien eingehalten werden. Es steht wohl außer Frage, dass wir eines Tages in der Lage sein werden, Zellen, Gewebe, Organe und menschliche Körper zu konservieren. Und ebenso wenig, dass der wissenschaftliche Fortschritt unsere ethischen Vorstellungen und damit die Grundlagen unserer Gesellschaft und Kultur auf den Kopf stellen wird.

Der Frosch gilt seit dem Altertum als Symbol der Wiedergeburt. Schon für die alten Griechen symbolisierte er Fruchtbarkeit und Kreativität. Auch der Frankenkönig Chlodwig trug ihn auf seinem Wappen; der Frosch stand für spirituelle Vervollkommnung, Wiederauferstehung und Unsterblichkeit. Der seltsame Lurch, der einen Schlüssel zur Unsterblichkeit besitzt, ist ein Zeichen, das aus jener fernen Zeit zu uns gekommen ist: Der Eisfrosch aus den Wäldern Kanadas verkörpert perfekt die gewaltigen Fortschritte, die uns bei der Kryokonservierung von Lebewesen in den kommenden Jahren erwarten. Der Forschungsbereich wurde lange vernachlässigt, weil man es für unmöglich hielt, ein Lebewesen wiederzuerwecken, ohne dabei Gehirn oder Gedächtnis zu schädigen. *Rana sylvatica* führt uns vor Augen, dass das Unmögliche möglich, das Undenkbare denkbar ist. Erste Versuche in den USA, menschliche Körper nach dem Tod durch Kryokonservierung zu erhalten, waren erfolglos und werden es bleiben. Die Körper wurden viel zu spät konserviert und noch dazu ohne biologische Frostschutzmittel. Doch *Rana sylvatica* lässt es plötzlich vorstellbar erscheinen, dass wir schon in näherer Zukunft die Zeit für den Menschen anhalten können. Zweihundert Jahre später werden die tiefgefrorenen Menschen dann möglicherweise wieder zum Leben erweckt – wenn ihre Krankheiten dank neuer Behandlungsmethoden heilbar sind. Die Forschung schreitet voran.

Die Grenze zwischen Leben und Tod oder wie in diesem Fall zwischen Tod und Leben verschiebt sich jeden Tag ein wenig mehr. Forscher am Pariser Institut Pasteur haben 2012 ein beunruhigendes Phänomen entdeckt. Sie untersuchten die Leichen von 16 Menschen; der älteste war 95 Jahre alt. 17 Tage nach dem Tod entnahmen sie aus den Muskeln Stammzellen, von denen sie Kulturen anlegten. Zur Überraschung der Wissenschaftler vermehrten sich die Zellen und differenzierten sich zu Muskelzellen. Dass Zellen nach so langer Zeit noch funktionieren, ist geradezu unglaublich. Dazu muss man sich nur einen kurzen Moment vorstellen, was aus Leichengewebe nach 17 Tagen geworden ist: Verfall, Verwesung, eine Art Zellbrei. Und mitten darin überleben Schlüsselzellen wie die Stammzellen, aus denen sich jedes beliebige Organ entwickeln kann. Doch langsam verstehen wir, wie den Zellen die Kraftanstrengung gelingt, in einem toten, sich zersetzenden Organismus zu überleben. Sie schalten buchstäblich einen Gang herunter, als wollten sie Energie sparen. Sie verringern die Aktivität ihrer Mitochondrien, der Zellen, die als Energiekraftwerke fungieren. Und der Sauerstoffmangel bekommt ihnen scheinbar gut: Die Stammzellen bleiben ohne Sauerstoff besser erhalten als in einem frischen Milieu. Sie lösen dazu eine schwierige Gleichung: Sie passen sich biologisch perfekt an einen feindlichen Lebensraum an, während sie gleichzeitig ihr biologisches Potenzial optimal bewahren. Dass die Zellen einer Leiche nach über zwei Wochen wieder zum Leben erweckt werden können, ist wahrhaft erstaunlich – und eröffnet uns völlig neue Perspektiven. Wer hätte je gedacht, dass wir dort unter anderem eine neue, ethisch unbedenkliche Quelle für Stammzellen finden?

Die Zellen entwickeln im Grunde eine innovative Strategie, um den dramatischen Angriff abzuwehren, den der Tod für sie bedeutet. Sie stehen vor der herausfordernden Aufgabe, unter der Bedingung zerstörerischer Enzyme und Viren, verheerender Bakterien und immensen Sauerstoffmangels zu überleben. Dazu schalten sie in einen Zustand energetischen Fastens: Sie fahren ihren Energiehaushalt so weit wie möglich herunter, selbst wenn sie dazu ihre meisten Energiekraftwerke, Mitochondrien, schließen müssen. So überstehen sie den drastischen Sauerstoffabfall und die chemisch-mikrobiologischen Angriffe. Sie regeln die Krise auf ihre Art, indem sie den Gesamtenergieverbrauch senken und sich ganz aufs Überleben konzentrieren. Die Erforschung dieses Phänomens steckt noch in den Kinderschuhen, und noch vor wenigen Jahren hätten wir solche Mechanismen ins Reich der Fantasie verwiesen. Doch heute stehen wir verwundert vor Zellen, die durch energetisches Fasten eine Grenze überwinden, die uns unüberwindbar schien, und uns einen Weg in Richtung Auferstehung weisen.

Die Immuntherapie steht für eine neue, natürliche Medizin, die darauf abzielt, das gestörte körperliche Gleichgewicht eines Menschen wiederherzustellen. Sie legt uns nahe, die Grundlagen der Medizin neu zu überdenken und vorrangig unsere Selbstheilungskräfte zu nutzen. Diese neuartige, hochindividuelle Behandlungsmethode in breiterem Umfang anzuwenden dürfte zweifellos schwierig sein. Die Tendenz deutete sich allerdings schon mit Beginn der Stammzellforschung an, jener Grundlage der regenerativen Medizin, die uns schon morgen ermöglichen wird, einem Menschen Stammzellen zu entnehmen und daraus im Labor das Organ zu entwickeln, das er braucht. Die Organe können dabei bei Bedarf erzeugt oder, für alle Fälle, als Vorrat angelegt werden.

Die immensen Forschungskosten in diesem Bereich stellen uns jedoch vor ein ernsthaftes Problem. In Afrika kann ein junger Mensch noch heute an einer läppischen Infektion sterben, weil er die 10 Euro für Antibiotika nicht aufbringen kann. Wir nehmen das, wenn auch mit Bedauern, hin, denn Afrika ist weit weg. Doch schon morgen wird es diese soziale Ungleichheit auch in unserem Land geben. Der französische Staat wird die Anwendung der neuen Behandlungsmethode untersagen, ebenso wie er heute Vaterschaftstests verbietet. Doch einige setzen sich darüber hinweg und schicken Speichelproben von Vater und Sohn per Post nach Deutschland oder England. Das Ergebnis kommt dann ebenfalls auf dem Postweg. Als Abtreibungen in Frankreich verboten waren, fuhren die jungen Frauen nach England. Die Gesundheit kennt keine Landesgrenzen, und was auf der einen Seite der Grenze verboten ist, kann auf der anderen erlaubt sein. Außer in Diktaturen können sich die Bürger frei bewegen und selbst entscheiden, was sie wollen. Das aktuelle Beispiel der Nabelschnurbanken spricht hier Bände.

In Frankreich ist es verboten, Nabelschnurgewebe privat einzulagern. Dabei enthält die Nabelschnur sehr viele Stammzellen, die sich in Zukunft bei Gesundheitsproblemen als wichtig erweisen könnten. Momentan ist die Forschung noch nicht so weit, doch warum sollte ich mein Kind einer Möglichkeit berauben, die ihm in Zukunft vielleicht offensteht? Nabelschnurzellen lassen sich problemlos in Flüssigstickstoff konservieren und könnten eines Tages lebensrettend sein, weil sich daraus Ersatzzellen gewinnen lassen. Ich wiederhole: Man muss nur über die nächstliegende Grenze fahren, und schon ist man in einem Land, das diese Vorsichtsmaßnahme gutheißt. Unsere Stammzellen werden morgen einmal das beste Medikament sein, das wir haben, und Krankheiten heilen, die heute als unheilbar gelten. Tief in unserem Organismus liegen hervorragende Medikamente verborgen, die nur darauf warten, aktiviert zu werden und unser Leben zu retten.

»Man braucht sehr lange,
um jung zu werden.«
Pablo Picasso

Bibliografie

Kapitel 1. Kampf den überflüssigen Pfunden

Aldemir M., Okulu E., Neselioglu S. et al., »Pistachio dict improves erectile function parameters and serum lipid profiles in patients with erectile dysfunction«, *Int. J. Impot. Res.* 23 (1), Jan.-Feb. 2011, S. 32-8.

Al-Dujaili E., Smail N., »Pomegranate juice intake enhances salivary testosterone levels and improves mood and well being in healthy men and women«, *Endocrine Abstracts* 28, 2012, S. 313.

Golomb A. B., Koperski S., White Halbert L., »Association between more Frequent Chocolate consumption and Lower Body Mass index«, *Research Letters*, Heft 172, Nr. 6, 26. März 2012.

Dreher M. L., »Pistachio nuts: composition and potential health benefits«, *Nutr. Rev.* 70 (4), S. 234-240.

Freedman N. D., Park Y., Abnet C. C. et al., »Association of coffee drinking with total and cause-specific mortality«, *N. Engl. J. Med.* 366 (20), 17. Mai 2012, S. 1891-1904.

Galgani J. E., Ravussin E., »Effect of dihydrocapsiate on resting metabolic rate in humans«, *Am. J. Clin. Nutr.* 95 (5), Nov. 2010, S. 1089-1093.

Galgut J. M., Ali S. A., »Effect and mechanism of action of resveratrol: a novel melanolytic compound from the peanut skin of arachis hypogaea«, *J. Recept. Signal. Transduct. Res.* 31 (5), Okt. 2011, S. 374-380.

Gebauer S. K., West S. G., Kay C. D. et al., »Effects of pistachios on cardiovascular disease risk factors and potential mechanisms of action: a dose-response study«, *Am. J. Clin. Nutr.* 99 (3), Sept. 2008, S. 651-659.

Jakubowicz D., Froy O., Wainstein J., Boaz M., »Meal timing and composition influence ghrelin levels, appetite scores and weightloss maintenance in overweight and obese adults«, *Steroids* 77 (4), 10. März 2012, S. 323-331.

Jeyaraj D., Haldar S. M., Wan X. et al., »Circadian rhythms govern cardiac repolarization and arrhythmogenesis«, *Nature* 483 (7387), 22. Feb. 2012, S. 96-99.

Jeyaraj D., Scheer F. A., Ripperger J. A. et al., »Klf15 orchestrates circadian nitrogen homeostasis«, *Cell Metab.* 15 (3), März 2012, S. 311-326.

Kim K. J., Lee M. S., Jo K., Hwang J. K., »Piperidine alkaloids from Piper retrofractum Vahl. Protect against high-fat diet induced obesity by regulating lipid metabolism and activating AMP-activated protein kinase«, *Biochem. Biophys. Res. Commun.* 411 (1), 22. Juli 2011, S. 219-225.

Kris-Etherton P. M., Hu F. B., Ros E., Sabaté J., »The role of treenuts and peanuts in the prevention of coronary heart disease: multiple potential mechanisms«, *J. Nutr.* 138 (9), Sept. 2008, S. 1746S-1751S.

Lee T. A., Li Z., Zerlin A., Heber D., »Effects of dihydrocapsiate on adaptive and diet-induced thermogenesis with a high protein very low calorie diet: a randomized control trial«, *Nutr. Metab.* 7 (78) (Londres), 6. Okt. 2010.

Liu Y., Yadev V. R., Aggarwal B. B., Nair M. G., »Inhibitory effects of black pepper (Piper nigrum) extracts and compounds on human tumor cell proliferation, cyclooxygenase enzymes, lipid peroxidation and nuclear transcription factor-kappa-B«, *Nat. Prod. Commun.* 5 (8), Aug. 2010, S. 1253-1257.

Massolt E. T., Van Haard P. M., Rehfeld J. F. et al., »Appetite suppression through smelling of dark chocolate correlates with changes in ghrelin in young women«, *Regul. Pept.* 161 (1-3), 9. April 2010, S. 81-86.

Park U. H., Jeong H. S., Jo E. Y. et al., »Piperine, a component of black pepper, inhibits adipogenesis by antagonizing PPARy activity in 3T3-L1 cells«, *J. Agric. Food. Chem.* 60 (15), 18. April 2012, S. 3853-3860.

Turski M. P., Kamiński P., Zgrajka W. et al., »Potato – an important source of nutritional kynurenic acid«, *Plant. Foods. Hum. Nutr.* 67 (1), März 2012, S. 17-23.

Yoshioka M., Lim K., Kikuzato S. et al., »Effects of red-pepper diet on the energy metabolism in men«, *J. Nutr. Sci. Vitaminol.* 41 (6) (Tokio), Dez. 1995, S. 647-656.

Yoshioka M., St-Pierre S., Suzuki M., Tremblay A., »Effects of red-pepper added to high-fat and high-carbohydrate meals on energy metabolism and substrate utilization in Japanese women«, *Br. J. Nutr.* 80 (6), Dez. 1998, S. 503-510.

Kapitel 2. Bringen Sie sich in Schwung

Albu J. B., Heilbronn L. K., Kelley D. R., Look AHEAD Adipose Research Group et al., »Metabolic changes following a 1-year diet and exercise intervention in patients with type 2 diabetes«, *Diabetes* 59 (3), März 2010, S. 627-633.

Aldemir M. et al., »Pistachio diet improves erectile function parameters and serum lipid profiles in patients with erectile dysfunction«, *Int. J. Impot. Res.* 23 (1), Jan.-Feb. 2011, S. 32-38.

Barrès R., Yan J., Egan B. et al., »Acute exercise remodels promoter methylation in human skeletal muscle«, *Cell Metab.* 15 (3), 7. März 2012, S. 405-411.

Benziane B., Björnholm M., Pirkmajer S. et al., »Activation of AMP-activated protein kinase stimulates Na+, K+-ATPase activity in skeletal muscle cells«, *J. Biol. chem.* 287 (28), 6. Juli 2012, S. 23451-23463.

Bonorden M. J., Rogozina O. P., Kluczny C. M. et al., »Intermittent calorie restriction delays prostate tumor detection and increases survival time in TRAMP mice«, *Nutr. Cancer.* 61 (2), 2009, S. 265-275.

Canto C., Jiang L. Q., Deshumukh A. S. et al., »Interdependence of AMPK and SIRT1 for metabolic adaptation to fasting and exercise in skeletal muscle«, *Cell Metab.* 11 (3), 3. März 2010, S. 213-219.

Cleary M. P., Grossmann M. E., »The manner in which calories are restricted impacts mammary tumor cancer prevention«, *J. Carcinog.* 10, 2011, S. 21.

DECODE Study Group., »Glucose tolerance and cardiovascular mortality – Comparison of fasting and 2-hour diagnostic criteria«, *Arch. Intern. Med.* 161 (3), 2011, S. 397-405.

Egan B., Carson B. P., Garcia-Roves P. M. et al., »Exercise intensity-dependent regulation of peroxisome proliferator-activated receptor coactivator-1 mRNA abundance is associated with differential activation of upstream signalling kinase in human skeletal muscle«, *J. Physiol.* 588 (Pt 10), 15. Mai 2010, S. 1779-1790.

Fusco S., Ripoli C., Podda M. V. et al., »A role for neuronal cAMP responsive-element binding (CREB)-1 in brain responses to calorie restriction«, *Proc. Natl. Acad. Sci.* 109 (2) (USA), Jan. 2012, S. 621-626.

Ganzer C., Zauderer C., »Promoting a brain-healthy lifestyle«, *Nurs. Older People* 23 (7), Sept. 2011, S. 24-27.

Hallberg O., Johansson O., »Sleep on the right side-Get cancer on the left?«, *Pathophysiology* 17(3), Juni 2010, S. 157-160.

Hara M. R., Kovacs J. J., Whalen E. J. et al., »A stress response pathway regulates DNA damage through β2-adrenoreceptors and β-arrestin-1«, *Nature* 477 (7364), 21. Aug. 2011, S. 349-353.

Harvie M. N., Pegington M., Mattson M. P. et al., »The effects of intermittent or continuous energy restriction on weight loss and metabolic disease risk markers: a randomized trial in young overweight women«, *Int. J. Obes.* 35 (5) (London), Mai 2011, S. 714-727.

Heilbronn L. K., Civitarese A. E., Bogacka I. et al., »Glucose tolerance and skeletal muscle gene expression in response to alternate day fasting«, *Obes. Res.* 13 (3), März 2004, S. 574-581.

Heilbronn L. K., De Jonge J., Frisard M. I., Pennington CALERIE Team et al., »Effect of 6-month calorie restriction on biomarkers of longevity, metabolic adaptation, and oxidative stress in overweight individuals: a randomized controlled trial«, *JAMA* 295 (13), 5. April 2006, S. 1539-1548.

Heilbronn L. K., Smith S. R., Martin C. K. et al., »Alternate-day fasting in nonobese subjects: effects on body weight, body composition, and energy metabolism«, *Am. J. Clin. Nutr.* 81 (1), Jan. 2005, S. 69-73.

Heydari A. R., Unnikrishnan A., Lucente L. V., Richardson A., »Caloric restriction and genomic stability«, *Nucleic Acids Res.* 35 (22), 2007, S. 7485-7496.

Ho A. J., Raji C. A., Backer J. T. et al., »The effect of physical activity, education, and body mass index on the aging brain«, *Hum. Brain. Mapp.* 32 (9), Sept. 2011, S. 1371-1382.

Johnson J. B. et al., »Pretreatment with alternate day modified fast will permit higher dose and frequency of cancer chemotherapy and better cure rates«, *Med. Hypotheses* 72 (4), April 2009, S. 381-382.

Karbowska J., Kochan Z., »Intermittent fasting up-regulates Fsp27/Cidec gene expression in white adipose tissue«, *Nutrition* 28 (3), März 2011, S. 295-299.

Katare R. G., Kakinuma Y., Arikawa M. et al., »Chronic intermittent fasting improves the survival following large myocardial ischemia by activation of BDNF/VEGF/PI3K signaling pathway«, *J. Mol. Cell Cardiol.* 46 (3), März 2009, S. 405-412.

Katzmarzyl P. T., Lee I. M., »Sedentary behaviour and life expectancy in the USA: a cause-deleted life table analysis«, *BMJ Open.* 2 (4), 9. Juli 2012.

Langdon K. D., Corbett D., «Improved Working Memory Following Novel Combinations of Physical and Cognitive Activity«, *Neurorehabil. Neural. Repair.*, 9. Dez. 2011.

Larsen, J. J. S. et al., »The effect of intense exercise on postprandial glucose homeostasis in Type II diabetic patients«, *Diabetologia* 42 (11), 1999,
S. 1282-1292.

Larsen, J. J. S. et al., »The effect of moderate exercise on postprandial glucose homeostasis in NIDDM patients«, *Diabetologia* 40 (4), 1997, S. 447-
453.

Man D. W., Tsang W. W., Hui-Chan C. X., »Do older t'ai chi practitioners have
better attention and memory function?«, *J. Altern. Complement. Med.* 16
(12), Dez. 2010, S. 1259-1264.

Meyer P., Kayser B., Kossovsky M. P. et al., »Stairs instead of elevators at workplace: cardioprotective effects of a pragmatic intervention«, *Eur. J. Cardi-
ovasc. Prev. Rehabil.* 17 (5), Okt. 2010, S. 569-575.

Morris J. N., Heady J. A., Raffle P. A. B. et al., »Coronary heartdisease and
physical activity of work«, *The Lancet*, 262 (6795), Nov. 1953, S. 1053-1057.

Netz Y., Dwolatzky T., Zinker Y. et al., »Aerobic fitness and multidomain cognitive function in advanced age«, *Int. Psychogeriatr.* 23 (1), Feb. 2011,
S. 114-124.

Raffaghello L., Safdie F., Bianchi G. et al., »Fasting and differential chemotherapy protection in patients«, *Cell Cycle* 9 (22), 15. Nov. 2010, S. 4474-
4476.

Safdie F. M., Dorff T., Quinn D. et al., »Fasting and cancer treatment in humans: A case series report«, *Cell Cycle* 9 (22), 15. Nov. 2010, S. 4474-4476.

Singh R., Lakhanpal D., Kumar S. et al., »Late-onset intermittent fasting die-
tary restriction as a potential intervention to retard age-associated brain
function impairments in male rats«, *Age (Dordr)* 34 (4), Aug. 2012, S. 917-
933.

Tajes M., Gutierrez-Cuesta J., Folch J. et al., »Neuroprotective role of intermittent fasting in senescence-accelerated mice P8 (SAMP8)«, *Exp. Gerontol.*
45 (9), Sept. 2010, S. 702-710.

Takaishi T. et al., »A short bout of stair climbing-descending exercise attenuates postprandial hyperglycemia in middle-aged males with impaired glucose tolerance«, *Appl. Physiol. Nutr. Metab.*, 23. Dez. 2011.

Timmers S., Konings E., Bilet L. et al., »Calorie restriction-like effects of 30
days of resveratrol supplementation on energy metabolism and metabolic profile in obese humans«, *Cell Metab.* 14 (5), 2. Nov. 2011, S. 612-622.

Varady K.A. et al., »Intermittent versus daily calorie restriction: which diet
regimen is more effective for weight loss?«, *Obes. Rev.* 12 (7), Juli 2011,
S. 593-601.

Wan R., Ahmet I., Brown M. et al., »Cardioprotective effect of intermittent fasting is associated with an elevation of adiponectin levels in rats«, *J. Nutr. Biochem.* 21 (5), Mai 2010, S. 413-417.

Zhao K. Q., Cowan A. T., Lee R. J. et al., »Molecular modulation of airway epithelial ciliary response to sneezing«, *FASEB J.* 26 (8), Aug. 2012, S. 3178-3187.

Kapitel 3. So schlafen Sie besser

Abel E. L., Hendrix S. L., McNeeley G. S. et al., »Use of electric blankets and association with prevalence of endometrial cancer«, *Eur. J. Cancer. Prev.* 16 (3), Juni 2007, 243-250.

Gregosky M. J., Vertegel A., Shaporev A., Treifer F. A., »Tension Tamer: delivering meditation with objective heart rate acquisition for adherence monitoring using a smart phone platform«, *J. Altern. Complement Med.* 19 (1), Jan. 2013, S. 17-19.

Halsey L. G., Huber J. W., Low T. et al., »Does consuming breakfast influence activity levels? An experiment into the effect of breakfast consumption on eating habits and energy expenditure«, *Public Health Nutr.* 15 (2), Feb. 2012, S. 238-245.

Josic J., Olsson A. T., Wickeberg J. et al., »Does green tea affect postprandial glucose, insulin and satiety in healthy subjects: a randomized controlled trial«, *Nutr. J.* 9, 30. Nov. 2010, S. 63.

Rao S. S., Kavlock R., Rao S., »Influence of body position and stool characteristics on defecation in humans«, *Am. J. Gastroenterol.* 101 (12), Dez. 2006, S. 2790-2796.

Roehrs T. A., Randall S., Harris E. et al., »MSLT in primary insomnia: stability and relation to nocturnal sleep«, *Sleep* 34 (12), 1. Dez. 2011, S. 1647-1652.

Sikirov D., »Comparison of strainig during defecation in three positions: results and implications for human health«, *Dig. Dis. Sci.* 48 (7), 2003, S. 1201-1205.

Kapitel 4. Schluss mit Alltagsbeschwerden
wie Verdauungsproblemen und Allergien

Bilhult A., Lindholm C., Gunnarsson R., Stener-Vicorin E., »The effect of massage on cellular immunity, endocrine and psychological factors in women with breast cancer – a randomized controlled clinical trial«, *Auton Neurosci.* 140 (1-2), Juni 2008, S. 88-95.

Boyle T., Fritschi L., Heyworth J., Bull F., »Long-term sedentary work and the risk of subsite-specific colorectal cancer«, *Amer. J. Epidemiol.* 173 (10), 15. Mai 2011, S. 1183-1191.

Cady S. H., Jones G. E., »Massage therapy as a workplace intervention for reduction of stress«, *Percept. Mot. Skills.* 84 (1), Feb. 1997, S. 157-158.

Clark C. E., Taylor R. S., Shore A. C., Campbell J. L., »The difference in blood pressure readings between arms and survival: primary care cohort study«, *BMJ* 344, 20. März 2012, S. 1327.

Clark C. E., Taylor R. S., Shore A. C. et al., »Association of a difference in systolic blood pressure between arms with vascular disease and mortality: a systematic review and meta-analysis«, *The Lancet* 379 (9819), 10. März 2012, S. 905-914. *Epub.*, 30. Jan. 2012.

Cooper R., Kuh D., Hardy R., »Mortality Review Group and FALCon and HALCyon Study Teams. Objectivity measured physical capability levels and mortality: systematic review and meta-analysis«, *BMJ* 341, 9. Sept. 2010, S. 4467.

Ever-Hadani P., Seidman D. et al., »Breast feeding in Israel: maternal factors associated with choice and duration«, *J. of Epidemiol. And Community Health* 48, 1994, S. 281-285.

Green J., Cairns B. J., Casabonne D., Million Women Study Collaborators et al., »Height and cancer incidence in the Million Women Study: prospective cohort, and meta-analysis of prospective studies of height and total cancer risk«, *Lancet Oncol.* 12 (8), Aug. 2011, S. 785-794.

Grewen K. M., Girdler S. S., Amico J., Light K. C., »Effects of partner support on resting oxytocin, cortisol, neuropinephrine, and blood pressure before and after warm partner contact«, *Psychosom. Med.* 67 (4), Juli-Aug. 2005, S. 531-538.

Katzmarzyk P. T., Church T. S., Craig C. L., Bouchard C., »Sitting time and mortality from all causes, cardiovascular disease, and cancer«, *Med. Sci. Sports Exerc.* 41 (5), Mai 2009, S. 998-1005.

Lerro C. C., McGlynn K. A., Cook M. B., »A systematic review and meta-analysis of the relationship between body size and testicular cancer«, *Br. J. Cancer.* 103 (9), 26. Okt. 2010, S. 1467-1474.

Lin H. H., Tsai P. S., Fang S. C., Liu J. F., »Effect of kiwifruit consumption on sleep quality in adults with sleep problems«, *Asia Pac. J. Clin. Nutr.* 20 (2), 2011, S. 169-174.

Löberbauer-Purer E., Meyer N. L., Ring-Dimitriou S. et al., »Can alternating lower body negative and positive pressure during exercise alter regional body fat distribution or skin appearance?«, *Eur. J. Appl. Physiol.* 112 (5), Mai 2012, S. 1861-1871.

Muller D. C., Giles G. G., Manning J. T. et al., »Second to fourth digit ratio (2D:4D) and prostate cancer risk in the Melbourne Collaborative Cohort Study«, *Br. J. Cancer.* 105 (3), 26. Juli 2011, S. 438-440.

Waser M., Von Mutius E., Riedler J. et al., »Exposition aux animaux domestiques et leur association avec le rhume des foins, l'asthme et la sensibilisation atopique chez des enfants en milieu rural«, *Allergy* 60 (2), S. 177-184.

Wiesner J., Vilcinskas A., »Antimicrobial peptides: the ancient arm of the human immune system«, *Virulence* 1 (5), Sept.-Okt. 2010, S. 440-464.

Wu M., Liu A. M. et al., »Green tea drinking, high tea temperature and esophageal cancer in high- and low-risk areas of Jiangsu Province, China: A population-based case-control study«, *Int. J. Cancer.*, 6. Nov. 2008.

Zhao K. Q., Cowan A. T., Lee R. J. et al., »Molecular modulation of airway epithelial ciliary response to sneezing«, *Faseb J.* 26 (8), Aug. 2012, S. 3178-3187.

Kapitel 5. Infektionskrankheiten:
Wie wir uns und unsere Kinder schützen

Amedei A., Codolo G., Del Prete G. et al., »The effect of helicobacter pylori on asthma and allergy«, *J. Asthma. Allergy*, 3, 29. Sept. 2010, S. 139-147.

Arnold I. C., Dehzad N., Reuter S. et al., »Helicobacter pylori infection prevents allergic asthma in mouse models through the induction of regulatory T-cells«, *J. Clin. Invest.* 121 (8), 1. Aug. 2011, S. 3088-3093.

Au G. G., Beagley L. G., Haley E. S. et al., *Oncolysis of malignant human melanoma tumors by Coxsackieviruses A13, A15 and A18*, The Picornaviral Research Unit, The School of Biomedical Sciences and Pharmacy, Faculty of Health, The University of Newcastle (Australien).

Bjornerem A. et al., »Breastfeeding protects against hip fracture in postmenopausal women: the tromso study«, *JBMR* 26 (12), 2011, S. 2843-2850.

D'Elios M. M., De Bernard M., »To treat or not to treat Helicobacter pylori to benefit asthma patients«, *Expert. Rev. Respir. Med.* 4 (2), April 2010, S. 147-150.

D'Elios M. M., Codolo G., Amadei A. et al., »Helicobacter pylori, asthma and allergy«, *FEMS Immunol. Med. Microbiol.* 56 (1), Juni 2009, S. 1-8.

Ege M. J., Mayer M., Normand A. C., GABRIELA Transregio 22 Study Group et al., »Exposure to environmental microorganisms and childhood asthma«, *N. Engl. J. Med.* 364 (8), 24. Feb. 2011, S. 701-709.

Lee S. W., Schwarz N. »Dirty hands and dirty mouths: embodiment of the moral-purity metaphor is specific to the motor modality involved in moral transgression«, *Psychol Sci.* 21 (10), Okt. 2010, S. 1423-1425.

Kapitel 6. Wissenswerte Erste-Hilfe- und Selbsthilfe-Maßnahmen

Bhavsar A. S., Bhavsar S. G., Jain S. M., »A review on recent advances in dry eye: Pathogenesis and management«, *Oman. J. Ophtalmol.* 4 (2), Mai 2011, S. 50-56.

Blyton F., Chuter V., Burns J., »Unknotting night-time muscle cramp: a survey of patient experience, help-seeking behaviour and perceived treatment effectiveness«, *J. Foot. Ankle. Res* 5 (7), 15. März 2012.

Chang F. Y., Lu C. L., »Hiccup: mystery, nature and treatment«, *J. Neurogastroenterol. Motil.* 18 (2), April 2012, S. 123-130.

Iwami T., Kitamura T., Kawamura T. et al., »Chest compression-only cardiopulmonary resuscitation for out-of-hospital cardiac arrest with public-access defibrillation: a nationwide cohort study«, *Circulation* 126 (24), Dez. 2012, S. 2844-2851.

Krueger W. W., »Controlling motion sickness and spatial disorientation and enhancing vestibular rehabilitation with a user-worn see-through display«, *Laryngoscope* 121 (Suppl. 2), S. S17-35.

Mathers M. J., Sommer F., Degener S. et al., »Die Ejaculatio praecox in der urologischen Praxis«, *Aktuelle Urol.* 44 (1), Jan. 2013, S. 33-39.

Odeh M., Oliven A., »Hiccups and digital rectal massage«, *Arch. Otolaryngol. Head Neck Surg.* 119 (12), Dez. 1993, S. 1383.

Odeh M., Bassan H., Oliven A., »Termination of intractable hiccups with digital rectal massage«, *J. Intern. Med.* 227 (2), S. 145-146.

Piagkou M., Demesticha T., Troupis T. et al., »The pterygopalatine ganglion and its role in various pain syndromes: from anatomy to clinical practice«, *Pain Pract.* 12 (5), Juni 2012, S. 399-412.

Smith M. L., Beightol L. A., Fritsch-Yelle J. M. et al., »Valsava's maneuver revisited: a quantitative method yielding insights into human autonomic control«, *Am. J. Physiol.* 271 (3 Pt 2), Sept. 1996, S. H1240-1249.

Sorbara C., »The new guidelines on cardiopulmonary resuscitation. The anesthesiologist's point of view«, *G. Ital. Cardiol.* 13 (11), Nov. 2012, S. 756-53.

Viehweg T. L., Roberson J. B., Hudson J. W., »Epistaxis: diagnosis and treatment«, *J. Oral. Maxillofac. Surg.* 64 (3), März 2006, S. 511-518.

Kapitel 7. Sexuelle Selbstverwirklichung

Arita R., Yanagi Y., Honda N. et al., »Caffeine increases tear volume depending on polymorphisms within osine A2a receptor gene and cytochrome P450 1A2«, *Ophtalmology* 119 (5), Mai 2012, S. 972-978.

Aron A., Fischer H., Mashek D. J. et al., »Reward, motivation, and emotion systems associated with early-stage intense romantic love«, *J. Neurophysiol.* 94 (1), Juli 2005, S. 327-337.

Aron E. N., Aron N., Jagiellowicz J., »Sensory processing sensitivity: a review in the light of the evolution of biological responsivity«, *Pers. Soc. Psychol. Rev.* 16 (3), Aug. 2012, S. 262-282.

Bartels A., Zeki S., *Neuroreport* 11 (17), Nov. 2000, S. 3829-3834.

Bartels A., Zeki S., *Neuroimage* 21,. März 2004, S. 1155-1166.

Basler A. J., »Pilot study investigating the effects of Ayurvedic Abhyanga massage on subjective stress experience«, *J. Altern. Complement Med.* 17 (5), Mai 2011, S. 435-440.

Bianchi-Demicheli F., Grafton S. T., Ortigue S., »The power of love on the human brain«, *Soc. Neurosci.* 1 (2), 2006, S. 90-103.

Cambron J. A., Dexheimer J., Coe P., »Changes in blood pressure after various forms of therapeutic massage: a preliminary study«, *J. Altern. Complement Med.* 12 (1), Jan.-Feb. 2006, S. 65-70.

Campo J., Perera M. A., Del Romero J. et al., »Oral transmission of HIV, reality or fiction? An update«, *Oral. Dis.* 12 (3), Mai 2006, S. 219-228.

Cohen M. S., Shugars D. C., Fiscus S. A., »Limits on oral transmission of HIV-1«, *The Lancet* 356 (9226), 22. Juli 2000, S. 272.

Corty E. W., »Perceived ejaculatory latency and pleasure in different outlets«, *J. Sex. Med.* 5 (11), Nov. 2008, S. 2694-2702.

Corty E. W., Guardiani J. M., »Canadian and American sex therapist's perceptions of normal and abnormal ejaculatory latencies: how long should intercourse last?«, *J. Sex. Med.* 5 (5), Mai 2008, S. 1251-1256.

Cox S. W., Rodriguez-Gonzalez E. M., Booth V., Eley B. M., »Secretory leukocyte protease inhibitor and its potential interactions with elastase and cathepsin B in gingival crevicular fluid and saliva from patients with chronic periodontitis«, *J. Periodontal. Res.* 41 (5), Okt. 2006, S. 477-485.

Crane J. D., Ogborn D. I., Cupido C. et al., »Massage therapy attenuates inflammatory signaling after exercise-induced muscle damage«, *Sci. Transl. Med.* 4 (119), 1. Feb. 2012.

De Boer A., Van Buel E. M., Ter Horst G. J., »Love is more than just a kiss: a neurobiological perspective on love and affection«, *Neuroscience* 201, 10. Jan. 2012, S. 114-124.

Denison F. C., Grant V. E., Calder A. A., Kelly R. W., »Seminal plasma components stimulate interleukin-8 and interleukin-10 release«, *Mol Hum Reprod.* 5 (3), März 1999, S. 220-226.

Diamond L. M., Wallen K., »Sexual minority women's sexual motivation around the time of ovulation«, *Arch. Sex. Behav.* 40 (2), April 2011, S. 237-246.

Diamond L. M., Hicks A. M., Otter-Henderson K. D., »Every time you go away: changes in affect, behaviour, and physiology associated with travel-related reparations from romantic partners«, *J. Pers. Soc. Psychol.* 95 (2), Aug. 2008, S. 385-403.

Doumas S., Kolokotronis A., Stefanopoulos P., »Anti-inflammatory and antimicrobial roles of secretory leukocyte protease inhibitor«, *Infect. Immun.* 73 (3), März 2005, S. 1271-1274.

Emanuela E. et al., *Psychoneuroendocrinology* 31 (3), April 2006, S. 288-294.

Forest C. P., Padma-Nathan H., Liker H. R., »Efficacity and safety of pomegranate juice on improvement of erectile dysfunction in male patients with mild to moderate erectile dysfunction: a randomized placebo-controlled, double-blind, crossover study«, *Int. J. Impot. Res.* 19 (6), Nov.-Dez. 2007, S. 564-567.

Garcia F. D., Thibaut F., »Sexual addictions«, *Am. J. Drug Alcohol Abuse* 36 (5), Sept. 2010, S. 254-260.

Gelstein S., Yeshurun Y., Rozenkrantz L. et al., »Human tears contain a chemosignal«, *Science* 331 (6014), 14. Jan. 2011,S. 226-230.

Goertz C. H., Grimm R. H., Svendsen K., Grandits G., »Treatment of Hypertension with Alternative Therapies (THAT) Study: a randomized clinical trial«, *J. Hypertens.* 20 (10), Okt. 2002, S. 2063-2068.

Grewen K. M., Anderson B. J., Girdler S. S. and Light K. C., »Warm partner contact is related to lower cardiovascular reactivity«, *Behav. Med.* 29 (3), 2003, S. 123-130.

Grewen K. M., Girdler S. S., Light K. C., »Relationship quality: effects on ambulatory blood pressure and negative affect in a biracial sample of men and women«, *Blood Press. Monit.* 10 (3), Juni 2005, S. 117-124.

Hardesteam J., Petterson L., Ahlm C. et al., »Antiviral effect of human saliva against hantavirus«, *J. Med. Virol.* 80 (12), Dez. 2008, S. 2122-2126.

Hendrie C. A., Brewer G., »Kissing as an evolutionary adaptation to protect against Human Cytomegalovirus-like teratogenesis«, *Med. Hypotheses* 72 (2), Feb. 2010, S. 222-224.

Jefferson L. L., »Exploring effects of therapeutic massage and patient teaching in the practice of diaphragmatic breathing on blood pressure, stress, and anxiety in hypertensive African-American women: an intervention study«, *J. Natl. black Nurses Assoc.* 21 (1), Juli 2010, S. 17-24.

Kimata H., »Kissing selectively decreases allergen-specific IgE production in atopic patients«, *J. Psychosom. Res.* 60 (5), Mai 2006, S. 545-547.

Kort H. I., Massey J. B., Elsner C. W. et al., »Impact of body mass index values on sperm quantity and quality«, *J. Androl.* 27 (3), Mai-Juni 2006, S. 450-452.

Maloney J. M., Chapman M. D., Sicherer S. H., »Peanut allergen exposure through saliva: assessment and interventions to reduce exposure«, *J. Allergy Clin. Immunol.* 118 (3), Sept. 2006, S. 719-724.

Moeini M., Givi M., Ghasempour Z., Sadeghi M., »The effect of massage therapy on blood pressure of women with pre-hypertension«, *Iranian J. of Nursing and Midwifery Research* 16 (1), Winter 2011, S. 61-70.

Olney C. M., »The effect of therapeutic back massage in hypertensive persons: a preliminary study«, *Biol. Res. Nurs.* 7 (2), Okt. 2005, S. 98-105.

Ortigue S. et al., *J. of Sexual Medicine* 7 (11), Nov. 2010, S. 3541-3552.

Pfaffe T., Cooper-White J., Beyerlein P. et al., »Diagnostic potential of saliva: current state and future applications«, *Clin. Chem.* 57 (5), Mai 2011, S. 675-687.

Rieger G., Savin-Williams R. C., »The yes have it: sex and sexual orientation differences in pupil dilation patterns«, *PloS One* 7 (8), 2012.

Sharkey D. J., Tremellen K. P., Jasper M. J. et al., »Seminal Fluid Induces Leukocyte Recruitment and Cytokine and Chemokine mRNA Expression in the Human Cervix after Coitus«, *The Journal of Immunology* 188 (5), 1. März 2012, S. 2445-2454.

Shugars D. C., Sweet S. P., Malamud D. et al., »Saliva and inhibition of HIV-1 infection: molecular mechanisms«, *Oral. Dis.* 8, Suppl. 2, S. 169-175.

Smith M., Geffen N., Alasbali T. et al., »Digital ocular massage for hypertensive phase after Ahmed valve surgery«, *J. Glaucoma* 19 (1), Jan. 2010,
S. 11-14.

Waldinger M. D., Schweitzer D. H., »Retarded ejaculation in men: an over-
view of psychological and neurobiological insights«, *World J. Urol.* 23 (2),
Juni 2005, S. 76-81.

Waldinger M. D., Schweitzer D. H., »Persistent genital arousal disorder in 18
Dutch women: Part. II. A syndrome clustered with restless legs and over-
active bladder«, *J. Sex. Med.* 6 (2), Feb. 2009, S. 482-497.

Waldinger M. D., Van Gils A. P., Ottervanger H. P. et al., »Persistent genital
arousal disorder in 18 Dutch women: Part I. MRI, EEG, and transvaginal
ultrasonography investigations«, *J. Sex. Med.* 6 (2), Feb. 2009, S. 474-481.

Welling L. L., Jones B. C., DeBruine L. M. et al., »Men report stronger attrac-
tion to femininity in women's faces when their testosterone levels are
high«, *Horm. Behav.* 54 (5), Nov. 2008, S. 703-708.

Werner C., Fürster T., Widmann T. et al., »Physical exercise prevents cellular
senescence in circulating leukocytes and in the vessel wall«, *Circulation*
120 (24), 15. Dez. 2009, S. 2438-2447.

Wiesner J., Vilcinskas A., »Antimicrobial peptides: the ancient arm of the human immune system«, *Virulence* 1 (5), Sept.-Okt. 2010, S. 440-464.

Younger J., Aron A., Parke S., et al., »Viewing pictures of romantic partner
reduces experimental pain: involvement of neural reward systems«, *PLoS
One* 5 (10), 13. Okt. 2010, e13309.

Younger J. et al., *PloS One* 5 (10), Okt. 2010.

Kapitel 8. Nie mehr Stress und schlechte Stimmung

Ditzen B., Neumann I. D., Bodenmann G. et al., »Effects of different kinds of
couple interaction on cortisol and heart rate responses to stress in women«, *Psychoneuroendocrinology* 32 (5), Juni 2007, S. 565-574.

Grewen K. M., Girdler S. S., Amico J., Light K. C., »Effects of partner support
on resting oxytocin, cortisol, norepinephrine, and blood pressure before
and after warm partner contact«, *Psychosom. Med.* 67 (4), Juli-Aug. 2005,
S. 531-538.

Gruber J., Kogan A., Quoidbach J., Mauss I. B., »Happiness is best kept stable:
Positive emotion variability is associated with poorer psychological
health«, *Emotion* 13 (1), Feb. 2013, S. 1-6. Department of psychology.

Light K. C., Grewen K. M., Amico J. A., »More frequent partner hugs and higher oxytocin levels are linked to lower blood pressure and heart rate in premenopausal women«, *Biol. Psychol.* 69 (1), April 2005, S. 5-21.

Massolt E. T., Van Haard P. M., Rehfeld J. F. et al., »Appetite suppression through smelling of dark chocolate correlates with changes in ghrelin in young women«, *Regul. Pept.* 161 (1-3), 9. April 2010, S. 81-86.

McLauglin N., »Happiness is a warm hug. Research suggests keeping employees happy is a great wellness program«, *Mod. Healthc.* 38 (47), 24. Nov. 2008, S. 18.

Kapitel 9. Gehirn-Jogging

Abel E. L., Kruger M. L., »Age heterogamy and longevity: evidence from Jewish and Christian cemeteries«, *PubMed* – Link zu MEDLINE.

Abel E. L., Kruger M. L., »Symbolic significance of initials on longevity«, *PubMed* – Link zu MEDLINE.

Abel E. L., Kruger M. M., Pandya K., »Sopranos but not tenors live longer«, *Aging Male* 15 (2), Juni 2012, S. 109-110.

Almqvist C., Garden F., Kemp A. S., CAPS Investigators et al., »Effects of early cat or dog ownership on sensitisation and asthma in a high-risk cohort without disease-related modification of exposure«, *Paediatr Perinat Epidemiol* 24 (2), März 2010, S. 171-178.

Bedrosian T. A., Fonken L. K., Walton J. C. et al., »Dim light at night provokes depression-like behaviors and reduces CA1 dendritic spine density in female hamsters«, *Psychoneuroendocrinology* 36 (7), Aug. 2011, S. 1062-1069.

Bjornerem A., Ahmed L. A., Jorgensen L. et al., »Breastfeeding protects against hip fracture in postmenopausal women: the Tromsø study«, *J. Bone Miner. Res.* 26 (12), Dez. 2011, S. 2843-2850.

Brock K. E., Berry G., Brinton L. A. et al., »Sexual, reproductive and contraceptive risk factors for carcinoma-in-situ of the uterine cervix in Sidney«, *Med. J. Aust.* 150 (3), 6. Feb. 1989, S. 125-130.

Choi K. S., »The effects of teacher expectancy and self-expectancy on performance«, *Shinrigaku Kenkyu* 58 (3), Aug. 1987, S. 181-185.

Cutt H., Giles-Corti B., Knuiman M., Burke V., »Dog ownership, health and physical activity: a critical review of the literature«, *Health Place* 13 (1), März 2007, S. 261-272.

Freudenheim J. L., Marshall J. R., Vena J. E. et al., »Lactation history and breast cancer risk«, *Am. J. Epidemiol.* 146 (11), 1. Dez. 1997, S. 932-938.

Ho A. J., Raji C. A., Saharan P., Alzheimer's Disease Neuroimaging Initiative et al., »Hippocampal volume is related to body mass index in Alzheimer's disease«, *Neuroreport* 22 (1), 5. Jan. 2011, S. 10-14.

Kaur B., Chiocca E. A., Cripe T. P., »Oncolytic HSV-1 virotherapy: clinical experience and opportunities for progress«, *Curr. Pharm. Biotechnol.*, 8. Juli 2011.

Kraft T. L., Pressman S. D., »Grin and bear it: the influence of manipulated facial expression on the stress response«, *Psychol. Sci.* 23 (11), 2012, S. 1372-1378.

Pace T. W., Negi L. T., Adame D. D. et al., »Effect of compassion meditation on neuroendocrine, innate immune and behavioural responses to psychosocial stress«, *Psychoneuroendocrinology* 34 (1), Jan. 2009, S. 87-98.

Paul-Labrador M., Polk D., Dwyer J. H. et al., »Effects of a randomized controlled trial of transcendental meditation on components of the metabolic syndrome in subjects with coronary heart disease«, *Arch. Intern. Med.* 166 (11), 12. Juni 2006, S. 1218-1224.

Presl J., »Pregnancy and breast feeding decreases the risk of ovarian carcinoma«, *Cesk Gynekol.* 46 (7), Aug. 1981, S. 541-544.

Radon K., Schulze A., Nowak D., *Arbeitsgruppe Arbeits- und Umweltepidemiologie & NetTeaching*, Institut für Arbeits- und Umweltmedizin, Ludwig-Maximilians-Universität, München.

Rainforth M. V., Schneider R. H., Nidich S. I. et al., »Stress reduction programs in patients with elevated blood pressure: a systematic review and meta-analysis«, *Curr. Hypertens ReP.* 9 (6), Dez. 2007, S. 520-528.

Raji C., Lipton R., »Eating fish reduces risk of Alzheimer's disease«, *Radiological Society of North America*, 30. Nov. 2011.

Schneider R., Nidich S., Kotchen J. M. et al., »Effects of Stress Reduction on Clinical Events in African Americans with Heart Disease: A Randomized Controlled Trial«, *Circulation* 120, 2009, S461.

Schneider R. H., Walton K. G., Salerno J. W., Nidich S. I., »Cardiovascular disease prevention and health promotion with the transcendental meditation program and Maharishi consciousness-based health care«, *Ethn Dis.* 16 (3) Suppl. 4, Sommer 2006, S4-15-26.

Weinstein R. S., Marshall H. H., Sharp L., Botkin M., »Pygmalion and the student: age and classroom differences in children's awareness of teacher expectations«, *Child Dev.* 58 (4), Aug. 1987, S. 1079-1093.

Xu X., Aron A., Brown L. et al., »Reward and motivation systems: a brain mapping study of early-stage intense romantic love in Chinese participants«, *Hum. Brain Mapp.* 32 (2), Feb. 2011, S. 249-257.

Kapitel 10. Magnetismus, Wahrsagerei und rätselhafte Heilungen

Adachi N., Adachi T., Kimura M. et al., »Demographic and psychological features of déjà vu experiences in a nonclinical Japanese population«, *J. Nerv. Ment. Dis.* 191 (4), April 2003, S. 242-247.

Adachi T., Adachi N., Takekawa Y. et al., »Déjà vu experiences in patients with schizophrenia«, *Compr. Psychiatry* 47 (5), Sept.-Okt. 2006, S. 389-393.

Ahmad F., Quinn T. J., Dawson J., Walters M., »A link between lunar phase and medically unexplained stroke symptoms: an unearthly influence?«, *J. Psychosom.* 65 (2), Aug. 2008, S. 131-133.

Bayes H. K., Weir C. J., O'Leary C., »Timing of birth and risk of multiple sclerosis in the Scottish population«, *Eur. Neurol.* 63 (1), 2010, S. 36-40.

Brown A. S., »A review of déjà vu experience«, *Psychol. Bull.* 129 (3), Mai 2003, S. 394-413.

Chi R. P., Snyder A. W., »Brain stimulation enables the solution of an inherently difficult problem«, *Neurosci. Lett.* 515 (2), 2. Mai 2002, S. 121-124.

Chi R. P., Fregni F., Snyder A. W., »Visual memory improved by non-invasive brain stimulation«, *Brain Res.* 1353, 24. Sept. 2010, S. 168-175.

Cleary A. M., Brown A. S., Sawyer B. D. et al., »Familiarity from the configuration of objects in 3-dimensional space and its relation to déjà vu: a virtual reality investigation«, *Conscious. Cogn.* 21 (2), Juni 2012, S. 969-975.

Cleary A. M., Ryals A. J., Nomi J. S., »Can déjà vu result from similarity to a prior experience? Support for the similarity hypothesis of déjà vu«, *Psychon. Bull. Rev.* 16 (6), Dez. 2009, S. 1082-1088.

Crumbaugh J. C., Stockhilm E., »Validation of graphoanalysis by ›global‹ or ›holistic‹ method«, *Percept. Mot Skills* 44 (2), April 1977, S. 403-410.

Dalen J., Smith B. W., Chelley B. M. et al., »Pilot study: Mindful Eating and Living (MEAL): weight, eating behaviour, and psychological outcomes associated with a mindfulness-based intervention for people with obesity«, *Complement. Ther. Med.* 18 (6), Dez. 2010, S. 260-264.

Disanto G., Handel A. E., Para A. E. et al., »Season of birth and anorexia nervosa«, *The British Journal of Psychiatry*, 17. März 2011.

Fee E., Brown T. M., »The unfulfilled promise of public health: déjà vu all over again«, *Health Aff (Millwood)* 21 (6), Nov.-Dez. 2002, S. 31-43.

Hadlaczky G., Westerlund J., »Sensitivity to coincidences and paranormal belief«, *Percept. Mot. Skills* 113 (3), Dez. 2011, S. 894-908.

Hardy S. E., Perera S., Roumani Y. F. et al., »Improvement in usual gait speed predicts better survival in older adults«, *J. Am. Geriatr. Soc.* 55 (11), Nov. 2007, S. 1727-1734.

Huber S., Fieder M., »Perinatal winter conditions affect later reproductive performance in Romanian women: intra and intergenerational effects«, *Am. J. Hum. Biol.* 2 3(4), Juli-Aug. 2011, S. 546-552.

Huber S., Fieder M., »Strong association between birth month and reproductive performance of Vietnamese women«, *Am. J. Hum. Biol.* 21 (1), Jan.-Feb. 2009, S. 25-35.

Hurley, Dan, »Growing list of positive effects of nicotine seen in neurodegenerative disorders«, *Neurology Today* 12 (2), 19. Jan. 2012 ; S. 37-38.

Lynn S. J., Kirsch I., Barabasz A. et al., »Hypnosis as an empirically supported clinical intervention: the state of the evidence and a look to the future«, *Int. J. Clin. Exp. Hypn.* 48 (2), April 2000, S. 239-259.

Molaee Govarchin Ghalae H., Zare S., Choopanloo M., Rahimian R., »The lunar cycle: effect of full moon on renal colic«, *Urol. J.* 8 (2), Frühjahr 2011, S. 137-140.

Morrow R. L., Garland E. J., Wright J. M. et al., »Influence of relative age on diagnosis and treatment of attention-deficit/hyperactivity disorder in children«, *CMAJ* 184 (7), 17. April 2012, S. 755-762.

Mouly S., Mahé I., Champion K. et al., »Graphology for the diagnosis of suicide attempts: a blind proof of principle controlled study«, *Int. J. Clin. Pract.* 61 (3), März 2007, S. 411-415.

Newrick P. G., Affie E., Corrall R.J., »Relationship between longevity and lifeline: a manual study of 100 patients«, *J. R. Soc. Med.* 83 (8), Aug. 1990, S. 499-501.

Nilsson L., Björksten B., Hattevig G. et al., »Season of birth as predictor of atopic manifestations«, *Arch. Dis. Child.* 76 (4), April 1997, S. 341-344.

Phillips D. P., Van Voorhees C. A., Ruth T. E., »The birthday: lifeline or deadline?«, *Psychosom Med.* 54 (5), Sept.-Okt. 1992, S. 532-542.

Quick M., O'Leary K., Tanner C. M., »Nicotine and Parkinson's disease: implications for therapy«, *Mov. Disord.* 23 (12), 15. Sept. 2008, S. 1641-1652.

Rieger G., Savin-Williams R. C., »The eyes have it: sex and sexual orientation differences in pupil dilatation patterns«, *PLos One* 7 (8), 2012, e40256.

Roman E. M., Soriano G., Fuentes M. et al., »The influence of the full moon on the number of admissions related to gastrointestinal bleeding«, *Int. J. Nurs. Pract.* 10 (6), Dez. 2004, S. 292-296.

Ross G. W., Petrovitch H., »Current evidence for neuroprotective effects of nicotine and caffeine against Parkinson's disease«, *Drugs Aging* 18 (11), 2011, S. 797-806.

Schaller M., Miller G. E., Gervais W. M. et al., »Mere visual perception of other people's disease symptoms facilitates a more aggressive immune response«, *Psychol. Sci* 21 (5), Mai 2010, S. 649-652.

Sheldrake R., Smart P., »Testing for telepathy in connection with e-Mails«, *Percept. Mot. Skills* 101 (3), Dez. 2005, S. 771-786.

Silverstein R. G., Brown A. C., Roth H. D., Britton W. B., »Effects of mindfulness training on body awareness to sexual stimuli: implications for female sexual dysfunction«, *Psychosom Med.* 73 (9), Nov.-Dez. 2011, S. 817-825.

Sorensen H. T., Pedersen L., Norgard B. et al., »Does month of birth affect risk of Crohn's disease in childhood and adolescence?«, *BMJ* 323 (7318), 20. Okt. 2011, S. 907.

Snyder A., Bahramali H., Hawker T., Mitchell D. J., »Savant-like numerosity skills revealed in normal people by magnetic pulses«, *Perception* 35 (6), 2006, S. 837-845.

Toulorge D., Guerreiro S., Hild A. et al., »Neuroprotection of midbrain dopamine neurons by nicotine is gated by cytoplasmic Ca2+«, *FASEBJ* 25 (8), Aug. 2011, S. 2563-2573.

Van Ranst M., Joossens M., Joossens S. et al., »Crohn's disease and month of birth«, *Inflamm. Bowel. Dis.* 11 (6), Juni 2005, S. 597-599.

Willer C. J., Dyment D. A., Sadovnick A. D., Canadian Collaborative Study Group et al., »Timing of birth and risk of multiple sclerosis: population based study«, *BMJ* 330 (7483), 15. Jan. 2005, S. 120.

Woodard F. J., »A phenomenological study of spontaneous spiritual and paranormal experiences in a 21st-century sample of normal people«, *Psychol. Rep.* 110 (1), Feb. 2012, S. 73-132.

Epilog

Costanzo J. P., Lee R. E. Jr, Lortz P. H., »Glucose concentration regulates freeze tolerance in the wood frog Rana sylvatica«, *J. Exp. Biol.* 181, Aug. 1993, S. 245-255.

Ferreira L. M., Mostajo-Radji M. A., »How induced pluripotent stem cells are redefining personalized medicine«, *Gene.*, 4. März 2013. Department of Stem Cell and Regenerative Biology, Harvard University, Cambridge, USA.

Ieda M., »Heart regeneration using reprogramming technology«, *Proc. Jpn Acad. Ser. B. Phys. Biol. Sci.* 89 (3), 2013, S. 118-128.

Kao L. S., Boone D., Mason R. J. et al., »Antibiotics vs Appendectomy for uncomplicated acute appendicitis«, *J. Am. Coll. Surg.* 216 (3), März 2013, S. 501-505.

Munro D., Blier P. U., »The extreme longevity of Arctica islandica is associated with increased peroxidation resistance in mitochondrial membranes«, *Aging Cell* 11 (5), Okt. 2012, S. 845-855.

Sullivan K. J., Storey K. B., »Environmental stress responsive expression of the gene li16 in *Rana sylvatica*, the freeze tolerant wood frog«, *Cryobiology* 64 (3), Juni 2012, S. 192-200.

Ungvari Z., Ridgway I., Philipp E. E. et al., »Extreme longevity is associated with increased resistance to oxidative stress in Arctica islandica, the longest-living non-colonial animal«, *J. Gerontol. A. Biol. Sci. Med. Sci.* 66 (7), Juli 2011, S. 741-750.

Zhang J., Storey K. B., »Cell cycle regulation in the freeze tolerant wood frog, *Rana sylvatica*«, *Cell cycle* 11 (9), 1. Mai 2012, S. 1727-1742.

Danksagung

Mein Dank gilt allen, die mich mit ihrem fachlichen Rat, klugen Urteil und vor allem ihrer Freundschaft während der langen Arbeit an diesem Buch begleitet haben. Insbesondere danken möchte ich:

Michel Aubier

Frédéric Baud

Caroline Bee

Patrick Berche

Lise Boëll, meiner Verlegerin

Fabrice Bonnet

François Bricaire

Richard Ducousset

Gérald Fain

Gérard Friedlander

Serge Hercberg

Michel Lejoyeux

Jean François Narbone

François Olivenne

Antonin Saldmann

Marie Saldmann

Olivier Spatzierer

Bernard Werber